DE L'IMPRIMERIE DE LACHEVARDIERE,
RUE DU COLOMBIER, N° 30.

LA MÉTHODE OVALAIRE,

OU NOUVELLE MÉTHODE POUR AMPUTER DANS LES ARTICULATIONS,

PAR H. SCOUTETTEN,

DOCTEUR EN MÉDECINE DE LA FACULTÉ DE PARIS,
AIDE-MAJOR A L'HÔPITAL MILITAIRE D'INSTRUCTION DE METZ,
MEMBRE CORRESPONDANT DE L'ACADÉMIE DES SCIENCES, INSCRIPTIONS ET BELLES-LETTRES DE TOULOUSE;
DE LA SOCIÉTÉ DE MÉDECINE DE LA MÊME VILLE;
DE LA SOCIÉTÉ DES LETTRES, SCIENCES ET ARTS DE LILLE; DE LA SOCIÉTÉ MÉDICALE D'ÉMULATION DE PARIS,
ASSOCIÉ LIBRE DE LA SOCIÉTÉ DES LETTRES, SCIENCES ET ARTS DE METZ,
MEMBRE TITULAIRE DE LA SOCIÉTÉ MÉDICALE DU DÉPARTEMENT DE LA MOSELLE.

AVEC ONZE PLANCHES LITHOGRAPHIÉES,

EN PARTIE D'APRÈS LES DESSINS DE MOREAU,

ÉLÈVE DE DAVID,
CHIRURGIEN AIDE-MAJOR AU 6 RÉGIMENT
DE LA GARDE ROYALE.

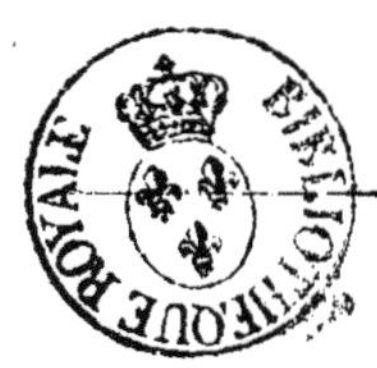

A PARIS,
CHEZ Mlle DELAUNAY, LIBRAIRE,
PLACE ET VIS-A-VIS DE L'ÉCOLE DE MÉDECINE.
1827.

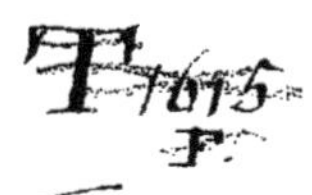

LA

MÉTHODE OVALAIRE.

A MONSIEUR LISFRANC,

CHIRURGIEN EN CHEF DE L'HÔPITAL DE LA PITIÉ, MEMBRE TITULAIRE DE L'ACADÉMIE ROYALE DE MÉDECINE, ETC., ETC.

VOUS AVEZ ÉTÉ MON PREMIER MAITRE :
LA RECONNAISSANCE VOUS OFFRE LE PREMIER RÉSULTAT DE MES TRAVAUX.

A MONSIEUR WILLAUME,

CHIRURGIEN EN CHEF, PREMIER PROFESSEUR DE L'HÔPITAL MILITAIRE D'INSTRUCTION DE METZ,
OFFICIER DE LA LÉGION D'HONNEUR,
CHEVALIER DE L'ORDRE DU MÉRITE DE WURTEMBERG;
MEMBRE CORRESPONDANT DE L'ACADÉMIE ROYALE DE MÉDECINE,
ASSOCIÉ ÉTRANGER DE L'ACADÉMIE JOSÉPHINE IMPÉRIALE DE VIENNE, ETC., ETC.

HONNEUR A L'UN DES PLUS HABILES CHIRURGIENS MILITAIRES!
RECONNAISSANCE ENVERS LE CHEF BIENVEILLANT.

SCOUTETTEN.

LA

MÉTHODE OVALAIRE,

OU NOUVELLE MÉTHODE
POUR
AMPUTER DANS LES ARTICULATIONS.

CONSIDÉRATIONS PRÉLIMINAIRES.

Quelle que soit l'époque à laquelle nous considérions la chirurgie, nous ne la trouvons jamais aussi brillante que de nos jours : riche d'une foule de faits intéressants, tristes fruits de guerres multipliées, ses annales nous montrent, sous tous les aspects, les malheurs de l'espèce humaine, les ressources de la nature et les efforts de l'art.

Comme toutes les sciences, la chirurgie ne s'est perfectionnée qu'avec lenteur; rarement on a vu les inspirations du génie atteindre d'un premier élan les limites du bien et du possible. Les anciens, qui, à juste titre, nous étonnent si souvent et forcent notre admiration, ont laissé, touchant les amputations, une vaste lacune que plusieurs siècles de travaux ont à peine remplie. Si l'on ne tenait compte de toutes les circonstances qui ont entravé la marche des connaissances médicales, on verrait avec surprise que c'est aux temps modernes qu'appartient l'honneur de la découverte des véritables principes sur les amputations et la gloire de l'exécution. On ne saurait, en effet, sans injustice, méconnaître l'influence bienfaisante des travaux récents sur ces sanglantes mais indispensables mutilations; les opérations les plus redoutables sont devenues simples et faciles, et l'homme le plus médiocre exécute celles qui, autrefois, auraient intimidé et, peut-être, arrêté le chirurgien le plus habile et le plus entreprenant.

C'est sans doute par suite des idées erronées que les anciens avaient conçues sur la nature des cartilages et de tous les tissus blancs, qu'il leur répugnait de pratiquer les amputations dans les articulations. Leur théorie, démontrée fausse, n'a plus arrêté les modernes, et l'art s'est agrandi par la destruction d'un préjugé. Ce genre d'opérations a exercé le savoir des chirurgiens les plus distingués: Ledran, Monro, Abernethy, Astley-Cooper, M. Larrey, ont droit aux plus grands éloges pour avoir enrichi la science de faits aussi dignes de remarque par leur nouveauté que par leur hardiesse, et l'on doit citer très honorablement M. Lisfranc pour plusieurs opérations heureusement inventées, pour la précision qu'il a introduite dans la description des procédés opératoires; peut-être même ne rend-on pas encore à cet habile chirurgien toute la justice qui lui est due.

Malgré les nombreux et utiles travaux présentés sur les

amputations dans les articles, il nous a paru possible de concevoir de nouvelles améliorations. N'est-on pas en effet forcé de reconnaître que tous les procédés opératoires sont entachés du grave inconvénient de supposer les parties molles complètement saines? Qui ne sait cependant que la plupart de ces amputations sont nécessitées par de grandes et profondes lésions près des articulations ou dans les articulations elles-mêmes, et que les parties molles sont presque toujours plus ou moins détruites? Ce défaut se faisait trop facilement et trop fortement sentir pour qu'on ne s'efforçât point d'y échapper. Des recherches ont été entreprises, les essais se sont multipliés, et la méthode ovalaire a pris naissance.

L'idée première de ce genre d'amputation doit être rapportée, si je ne me trompe, à Langenbeck, l'un des chirurgiens habiles de l'Allemagne. Ayant à faire l'extraction du métacarpien du doigt indicateur, il employa l'un des procédés que nous nommons ovalaires, et parvint, après de longues tentatives, à terminer l'amputation. L'auteur publia ses observations, en 1807, dans son journal intitulé, *Bibliothèque chirurgicale*. Voici la traduction du texte: «De toutes les amputations, celle des os du métacarpe est »la plus difficile; j'ai eu plusieurs fois occasion de la faire »pour la carie d'un de ces os, les autres étant restés sains. »J'avais à pratiquer l'amputation de l'os appartenant à l'in»dex; je fis à la peau une incision en forme de V latin, qui

»comprenait la peau malade, séparant ensuite les parties »molles de l'os, de manière à le mettre à nu, je le sciai : »l'hémorrhagie fut peu considérable, et les lèvres de la »plaie furent réunies. La constitution du malade était »mauvaise, plusieurs abcès survinrent, circonstance qui »retarda la guérison; cependant la plaie se cicatrisa bien, »et le malade eut la main sensiblement rétrécie par suite »du rapprochement du pouce vers le médius[1]. »

Est-il nécessaire de faire ressortir le vague de cette description ? Une simple lecture suffit pour le sentir et pour reconnaître combien il y a loin de l'indication de ce simple procédé à l'établissement d'une méthode. Toutefois, il convient d'ajouter que l'auteur conseille d'employer le même procédé pour les autres doigts de la main, et même pour ceux du pied.

Soit que les opérations de Langenbeck fussent restées inaperçues, soit qu'elles eussent été négligées ou totalement oubliées, les ouvrages français n'en firent aucune mention.

Chez les Anglais, M. Guthrie publia, pour la désarticulation scapulo-humérale, un nouveau procédé qui appartient à la méthode ovalaire.

Ce procédé opératoire, parfaitement décrit dans son *Traité de plaies d'armes à feu*[2], cité dans le *Dictionnaire*

[1] Bibliothek für die Chirurgie, von Langenbeck, professor zu Gottingen, 1807.
[2] On Gunshot wounds. London, 1815, in-8°.

de chirurgie de Samuel Cooper, a été attribué dernièrement, par erreur sans doute, à Béclard et à M. Dupuytren[1].

M. Abernethy proposa, pour la désarticulation de la cuisse, un procédé qui a beaucoup d'analogie avec celui de M. Guthrie; il ne fallait que quelques modifications légères pour le rattacher aux procédés ovalaires; elles ont été faites[2].

Enfin, à ces diverses opérations sont venues se joindre celle du pouce, conseillée presque en même temps par plusieurs chirurgiens, celle du métacarpien du doigt auriculaire, et celle des phalanges et des orteils.

Toutes ces opérations, présentées isolément, et probablement inventées sans qu'on songeât aux travaux de Langenbeck, nous ont paru se lier entre elles par des caractères communs; ces caractères une fois saisis, nous sommes remonté au principe fondamental, et, le trouvant applicable à presque toutes les articulations, nous avons vu qu'il résulte de cet ensemble de procédés opératoires une méthode nouvelle que nous appelons ovalaire, nom tiré de la forme de la plaie.

Le caractère fondamental de la méthode ovalaire est d'arriver constamment, par un triangle, à une ellipse dont le petit foyer se trouve près de l'articulation.

[1] Coster, *Traité des opérations.*

[2] Lors d'un voyage que je fis à Strasbourg, au commencement de l'année 1824, je vis, pour la première fois, pratiquer ce procédé opératoire par mon ami le docteur Belmas.

Les avantages de cette méthode sont faciles à saisir. Les régions externe et supérieure des membres étant, par leur position, les plus exposées aux lésions traumatiques, il arrive souvent qu'on se trouve dans l'obligation d'enlever les parties molles trop fortement blessées, pour concevoir l'espérance de leur conservation. Dans cette conjoncture, les procédés ordinaires n'offrent que difficultés.

Dans presque toutes les désarticulations en effet, on employait la méthode à lambeaux, dont un des grands inconvénients est d'isoler, sur un pédicule plus ou moins étroit, une portion de peau susceptible de se rouler, qui se dérange aisément, tombe quelquefois en gangrène, souvent se réunit avec peine, et nécessite toujours, pour sa réunion, deux cicatrices étendues.

La méthode ovalaire échappe à tous ces désavantages; point de lambeaux, tous les tissus se tiennent, il n'existe qu'une plaie simple, dont les bords se réunissent par une cicatrice linéaire.

L'exécution est aussi facile et aussi prompte que pour les autres procédés; une minute suffit pour terminer la désarticulation la plus longue; telle l'amputation coxo-fémorale.

Malgré les avantages qu'on doit reconnaître à la méthode ovalaire, nous ne porterons pas l'exagération au point d'avancer qu'il faille la substituer complètement à celles qui l'ont devancée; sans doute elle conviendra plus souvent que les autres, mais il est des circonstances où elle ne pourra pas être employée. C'est à la sagacité du chirurgien qu'il appartient alors de faire un choix convenable, ou d'introduire les modifications exigées par le cas qui se présente.

Est-il nécessaire de justifier la dénomination de méthode ovalaire? La chose serait presque inutile, si, par une tendance naturelle, presque générale, on n'était pas porté à repousser tout ce qui offre l'apparence de la nouveauté. Cherchons donc à détruire toute prévention défavorable.

Les opérations sont naturellement divisées en deux séries. Les unes sont isolées, indépendantes, ne convenant qu'à une seule partie; telle l'opération de la fistule lacrymale, etc.: les autres, d'une application étendue, soumises à des préceptes généraux, conviennent à plusieurs parties qui offrent entre elles une grande analogie de structure; telles les amputations. Vient-on à réunir un certain nombre d'opérations dans un cadre, à étudier les rapports qu'elles ont entre elles, à les lier par des règles communes, on établit ce qu'on nomme *la méthode*. Isole-t-on chacune de ces opérations, examine-t-on les modifications à introduire pour les rendre applicables à chaque organe, on crée ce qu'on nomme *le procédé*. Une méthode est, pour ainsi dire, un genre dont les procédés sont les espèces.

Cette marche est établie depuis long-temps. Lorsque les chirurgiens ne connaissaient qu'une seule manière d'amputer, il devenait inutile de la désigner par un nom particulier; mais dès qu'ils eurent senti la possibilité d'éviter les nombreux accidents qui suivaient leurs opérations, dès que les modifications importantes faites par Lowdham, proposées par Verduin, reproduites et améliorées par Vermale et Ravaton, eurent obtenu des succès, on reconnut que les règles établies ne convenaient plus aux procédés nouveaux, on en fit un groupe particulier, qui prit le nom de méthode à lambeaux : dès lors, existence de deux méthodes pour les amputations.

Imitant aujourd'hui ce qui est établi par des précédents, nous rassemblons des procédés nouveaux, nous les soumettons à des préceptes généraux, et nous formons la méthode ovalaire.

Mais pourquoi, objectera-t-on peut-être, créer une méthode nouvelle? Ne pourrait-on pas placer les procédés ovalaires parmi les amputations à lambeaux? Non sans doute: car, ainsi que nous l'avons déjà fait observer, il n'existe pas de lambeaux dans cette manière d'opérer, il y a plaie. Dans la méthode de Vermale, on attaque toujours les tissus en formant le lambeau; ici l'on incise comme dans la méthode circulaire, c'est-à-dire qu'on coupe toujours de dehors en dedans, ou mieux, des parties superficielles vers les plus profondes. Considérée dans tous ses détails, la méthode ovalaire diffère très notablement de la méthode circulaire et de celle à lambeaux, elle se place entre elles deux, elle est pour ainsi dire le chaînon qui les unit.

Après avoir examiné le but de cet ouvrage, occupons-nous un instant de sa forme.

Ayant à exposer des procédés qui ne sont pas décrits, ou qui, en général, ne le sont que très incomplètement, nous avons dû tout indiquer, tout préciser: nos descriptions paraîtront peut-être longues et minutieuses; c'est un défaut dont pourront nous taxer les personnes qui ne voudront que nous lire; nous espérons qu'il ne nous sera pas reproché par celles qui voudront exécuter. Le vice de la plupart des descriptions anciennes est la trop grande brièveté : l'obscurité naît toujours d'une concision exagérée.

Il n'est plus permis aujourd'hui de parler d'opérations, sans indiquer préalablement l'anatomie chirurgicale de la partie : nous avons dû suivre cette heureuse direction. Nos soins n'ont point été épargnés pour rendre les descriptions aussi complètes que possible; toutefois, il est probable que nous avons commis plusieurs omissions; quelques unes d'entre elles, il est vrai, sont volontaires, elles tiennent à ce que nous avons pensé que ce qui n'est pas directement utile devient superflu.

Un ouvrage sur les opérations ne saurait se passer de planches; les détails descriptifs sont trop nombreux, trop difficiles à saisir et à retenir pour qu'on ne cherche point à soulager la mémoire par le secours de la vue. Nous avons senti ce besoin et nous y avons satisfait. Mais d'après quel plan ces figures doivent-elles être tracées? Nous avons pensé qu'elles doivent montrer l'ensemble de l'opération, indiquer sûrement au chirurgien la route à suivre, abandonnant les détails secondaires à ses connaissances anatomiques.

Pénétrés de ces idées, nous avons rejeté la coutume suivie jusqu'à présent, de représenter un instrument enfoncé dans les tissus de la partie sur laquelle on opère, ou bien de figurer l'opération achevée: l'une et l'autre de ces méthodes sont défectueuses; dans la première, on n'offre qu'un temps de l'opération; dans la seconde, on ne présente qu'un résultat. Les planches exécutées de cette manière servent peu, pour ne point dire pas du tout. Il fallait donc éviter ces défauts; nous avons cru y parvenir, 1° en traçant rigoureusement la marche que doit suivre l'instrument; 2° en montrant la plaie faite par l'opération; 3° en indiquant le rapprochement des parties divisées. Nous nous sommes en quelque façon conformés au triple précepte des chirurgiens, qui veulent qu'on indique ce qu'il faut faire avant, pendant et après l'opération.

En indiquant le tracé des opérations, nous n'avons pas voulu conseiller aux chirurgiens de marquer sur les tissus eux-mêmes la route que doit parcourir l'instrument. Cette pratique, adoptée par quelques personnes, me semble peu raisonnable, et surtout peu convenante: peu raisonnable, en ce que le sang qui s'échappe à la première incision efface la ligne colorée; peu convenante, en ce qu'on prolonge par des préliminaires inutiles l'anxiété du malade. C'est dans l'œil du chirurgien que doit être tracée la ligne que doit suivre l'instrument.

Chacune des trois figures appartenant à une même opération, a son utilité: la première nous montre d'un coup d'œil ce qu'il faut faire pour ne point s'égarer dans l'exécution; la seconde nous présente les tissus coupés et la place occupée par les vaisseaux, elle doit servir à mieux diriger nos recherches pour trouver de suite les gros troncs artériels. Cette précaution, objectera-t-on peut-être, était inutile: oui, sans doute, pour les personnes qui possèdent leur anatomie de fraîche date; mais qui ne sait combien les détails en sont fugitifs? combien n'y a-t-il pas de praticiens très recommandables qui, tout en se rappelant les dispositions les plus saillantes des parties, ont cependant oublié les rapports exacts qu'elles ont entre elles! Peut-être encore, dira-t-on, le sang qui s'écoule indique suffisamment la place occupée par le vaisseau. Cette raison est juste pour le plus grand nombre des cas; mais plus d'une fois j'ai vu, et ces faits sont bien connus, les troncs artériels se contracter, se retirer dans les muscles, et ne point laisser échapper le fluide qu'ils contiennent.

La troisième figure, en nous présentant le résultat définitif de l'opération, nous en fait sentir en même temps tous les avantages.

Nous n'avons pas cru devoir consacrer à l'anatomie chirurgicale des planches particulières. Nous sommes loin toutefois de blâmer cette méthode; elle est sans doute fort bonne quand on publie isolément un procédé; mais elle ne nous a pas semblé convenir à un ouvrage de la nature du nôtre: nous nous sommes rappelé qu'on fait souvent mal pour vouloir trop bien faire, et nous avons craint qu'on nous adressât ce reproche.

Nous avons suivi, pour le tracé des planches, les données de la géométrie descriptive; c'est-à-dire que nous avons indiqué par des lignes continues tout ce qui est visible, et par des lignes ponctuées ce qui ne l'est pas.

EXPLICATION DE LA PLANCHE I.

DÉSARTICULATION SCAPULO-HUMÉRALE.

A. Sommet de l'apophyse acromion, point de départ des incisions.

B. Incision externe.

C. Incision interne.

D D. Espace renfermant les tissus laissés intacts, où se trouvent les vaisseaux et les nerfs.

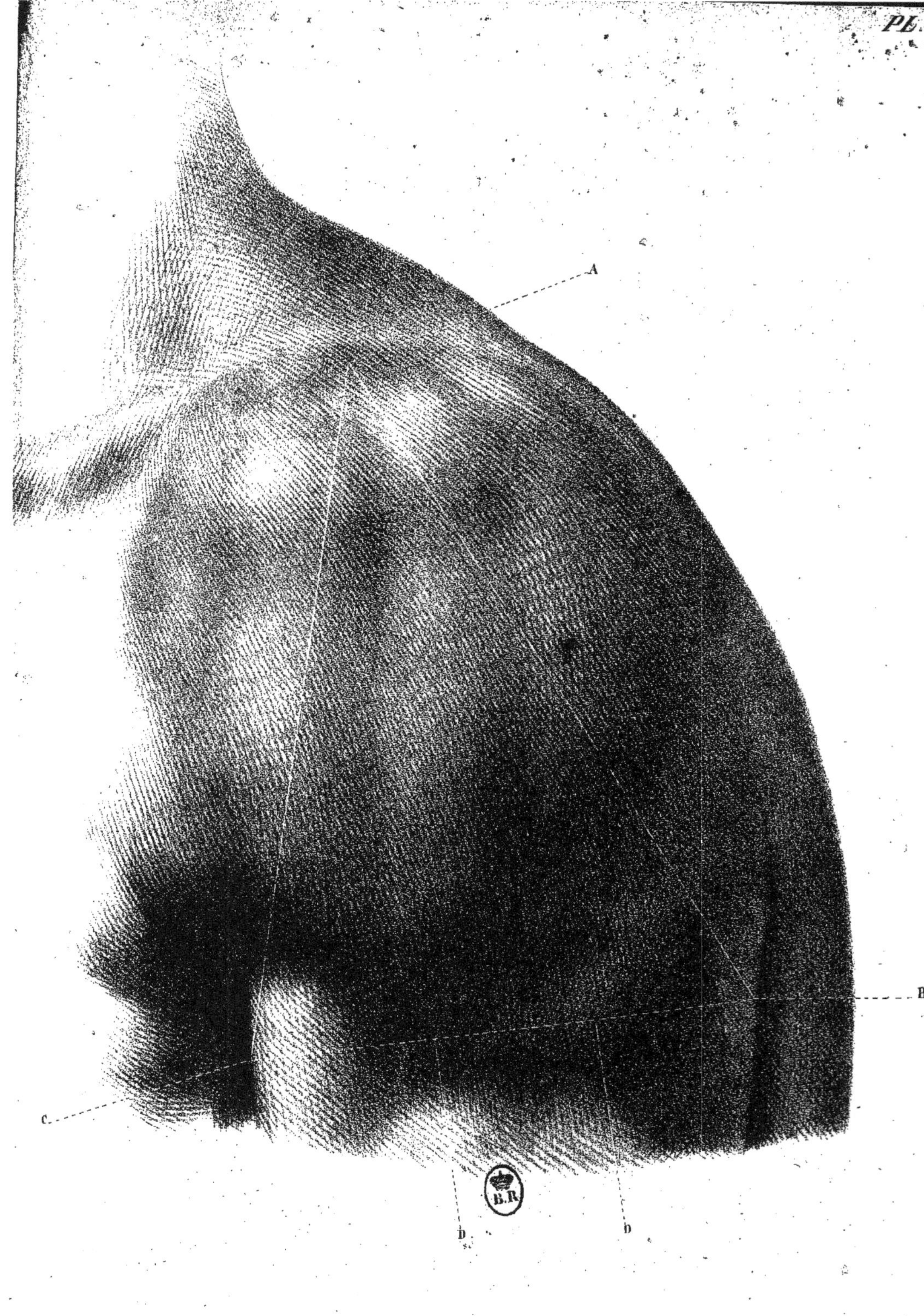

Lith. Dupuy et Tavernier à

DÉSARTICULATION

SCAPULO-HUMÉRALE.

ANATOMIE CHIRURGICALE.

La surface articulaire de la tête de l'humérus est maintenue en rapport avec la cavité glénoïde de l'omoplate par une capsule fibreuse, dont la laxité est assez grande pour permettre aux os un écartement de plus d'un pouce. Cette capsule est renforcée à sa partie interne par un trousseau fibreux auquel quelques anatomistes donnent le nom de ligament accessoire.

Deux éminences osseuses considérables avoisinent la cavité glénoïde; l'une, supérieure, porte le nom d'acromion; la seconde, qui est interne, prend le nom d'apophyse coracoïde: celle-ci donne insertion au tendon du muscle petit pectoral, et à celui du coraco-brachial réuni à la courte portion du muscle biceps.

La tête de l'humérus, outre sa surface articulaire, présente deux éminences séparées par une gouttière où passe le tendon glénoïdien du muscle biceps. De ces deux éminences, la plus grosse, située en dehors et un peu en avant, donne attache aux tendons des muscles sus-épineux, petit rond et sous-épineux; la plus petite, qui regarde en dedans et en avant, reçoit l'insertion du tendon du muscle sous-scapulaire. Le nerf et les artères circonflexes placés au-dessous de l'insertion de ces divers muscles, envoient un grand nombre de rameaux qui rampent sur les tendons et la capsule articulaire.

Des deux bords de la gouttière bicipitale de l'humérus, l'antérieur donne attache au tendon du muscle grand pectoral; le postérieur, aux tendons réunis du grand dorsal et du grand rond.

Le côté interne de l'extrémité supérieure de l'humérus est en rapport avec les muscles biceps et coraco-brachial. Toutes ces parties, en y joignant le côté externe de l'humérus, sont recouvertes par une partie du grand pectoral, et par presque tout le muscle deltoïde dont les insertions supérieures se font à la clavicule, à l'acromion et à l'épine de l'omoplate : ces deux muscles sont séparés par une ligne celluleuse sur laquelle se trouve placée la veine céphalique.

La partie supérieure et interne de l'humérus se trouve en rapport avec les objets les plus importants : ce sont l'artère et la veine axillaire, leurs nombreux rameaux et le plexus axillaire. Derrière eux se trouve la longue portion du triceps brachial qui va s'implanter à la base de l'omoplate. Des ganglions lymphatiques nombreux, un tissu cellulaire lâche et la peau, couverte de poils dans le creux de l'aisselle, enveloppent toutes ces parties.

Observations. La position sous-cutanée de l'apophyse acromion permettant d'en sentir facilement le sommet chez tous les individus, nous trouvons là une indication précise et constante du point de départ de la première incision. Le chirurgien devra toujours s'assurer de sa position avant de commencer l'amputation.

Le muscle deltoïde ayant une épaisseur considérable chez les individus jeunes et vigoureux, j'ai souvent vu sur le cadavre qu'on croyait l'avoir divisé en entier lorsqu'il ne l'était qu'en partie. Comme il importe d'éviter cette erreur pour pouvoir attaquer sûrement et promptement l'articulation, il faut prendre pour précepte de ne s'arrêter que quand on voit les fibres blanches du tissu fibreux qui entoure l'articulation.

La connaissance exacte du mode d'implantation des tendons des muscles sus et sous-épineux, petit rond et sous-scapulaire, est d'une grande nécessité; leur résistance seule fait toute la difficulté de l'opération. Si le chirurgien n'a pas le soin, pour les couper, de tenir le tranchant de son couteau presque transversalement à la direction de leurs fibres, il éprouvera les plus grands obstacles. Il faut surtout se garder, comme on n'est que trop porté à le faire, d'enfoncer la pointe de son couteau dans la profondeur de l'articulation : les parties les plus importantes peuvent être blessées par cette manœuvre maladroite, et le malade périr presque sur-le-champ. Remarquons, en effet, que la circonférence de la tête de l'humérus dépassant la largeur de la cavité glénoïde, rien ne s'oppose à la marche du couteau lorsqu'il est poussé avec un peu de force.

Il importe encore avant de vouloir luxer en haut la tête de l'humérus, de bien couper les tendons des muscles indiqués et le trousseau fibreux, appelé ligament accessoire. J'ai vu la douleur déterminer une telle contraction des muscles, qu'on pouvait à peine imprimer quelques mouvements au bras.

Comme il est avantageux de ne pas blesser l'artère axillaire avant que l'amputation soit presque entièrement terminée, il faut bien se rappeler qu'elle est située entre le bord interne du muscle biceps, le bord correspondant de la longue portion du triceps, et qu'elle est environnée par les racines du nerf médian.

Les artères qu'on doit lier sont en général peu nombreuses : ce sont l'axillaire, située à la partie inférieure de la plaie; les circonflexes, dont on trouvera les troncs divisés sous les bords du deltoïde; et quelques rameaux irréguliers de l'artère scapulaire commune, situés dans le fond de la plaie.

Il est rare que l'acromiale soit assez développée pour qu'il devienne nécessaire d'en faire la ligature. Si le cas se présentait, on la trouverait à la partie la plus élevée de la plaie.

PROCÉDÉ OPÉRATOIRE.

Membre gauche. Après s'être assuré du lieu occupé par l'acromion, l'opérateur saisit de la main gauche le milieu du bras qu'il va enlever, l'écarte du tronc de quatre ou cinq travers de doigt, arme alors sa main droite d'un couteau, dont il porte la pointe immédiatement au-dessous de l'apophyse, et l'enfonce dans les tissus jusqu'à ce qu'il rencontre la tête de l'humérus. La lame de l'instrument étant aussitôt après fortement abaissée et portée en arrière et en dedans, l'opérateur fait une première incision, qui, de l'extrémité de l'acromion, descend à quatre pouces au-dessous, et divise jusqu'à l'os le tiers postérieur du deltoïde, et la plus grande partie des fibres de la longue portion du muscle triceps brachial. Abandonnant cette première incision, l'opérateur porte son couteau, la pointe dirigée en bas, à la partie interne du bras; il commence la seconde incision sur la face antérieure du muscle biceps, prenant pour point de départ la hauteur à laquelle finit la précédente; il la dirige de dedans en dehors, en remontant vers l'acromion, où il termine en la réunissant au sommet de la première.

De ces deux incisions résulte un triangle dont la base, qui est en bas, se trouve formée en partie par une portion de peau laissée intacte, et sur laquelle repose la partie supérieure des vaisseaux et des principaux nerfs axillaires.

Pour mieux découvrir l'articulation, l'opérateur peut renverser la portion de deltoïde qui doit rester attachée à l'humérus, et qui ne lui tient que par un peu de tissu cellulaire lâche; il peut encore faire écarter par les doigts d'un aide l'une des lèvres de la plaie; il voit alors la capsule et les tendons des muscles sus et sous-épineux et petit rond, qui vont s'implanter à la grosse tubérosité de la tête de l'humérus, et le sous-scapulaire, qui s'attache à la petite tubérosité. Tenant toujours solidement le bras, l'opérateur lui fait faire quelques mouvements de rotation, dans le but de présenter successivement au couteau les tendons des muscles indiqués, et de les couper en même temps que la capsule.

Pour exécuter avec facilité ce temps de l'opération, il faut tenir le tranchant de la lame de son couteau bien perpendiculairement aux tissus qu'on veut diviser.

Dès que la capsule articulaire et les tendons sont divisés, la tête de l'humérus sort facilement de sa cavité; l'opérateur la fait saillir en levant un peu le membre, dont il rapproche en même temps la partie inférieure du tronc du malade; le plein du couteau contourne la tête de l'humérus, se place à son côté interne, divise les tissus en rasant l'os le plus près possible; arrivé sur la partie où l'artère est située, l'opérateur attend qu'un aide la saisisse, la comprime; alors seulement il achève la section sans craindre l'hémorrhagie.

Membre droit. Si l'on ampute le bras droit, la première incision est dirigée de la partie interne du membre sur l'acromion. C'est la seule modification qu'on doive apporter dans l'exécution du procédé opératoire décrit.

Un seul aide peut suffire pour cette opération; il est inutile de faire comprimer l'artère sous-clavière. Le malade doit être assis sur le bord de son lit, et mieux encore, sur une chaise, si c'est possible.

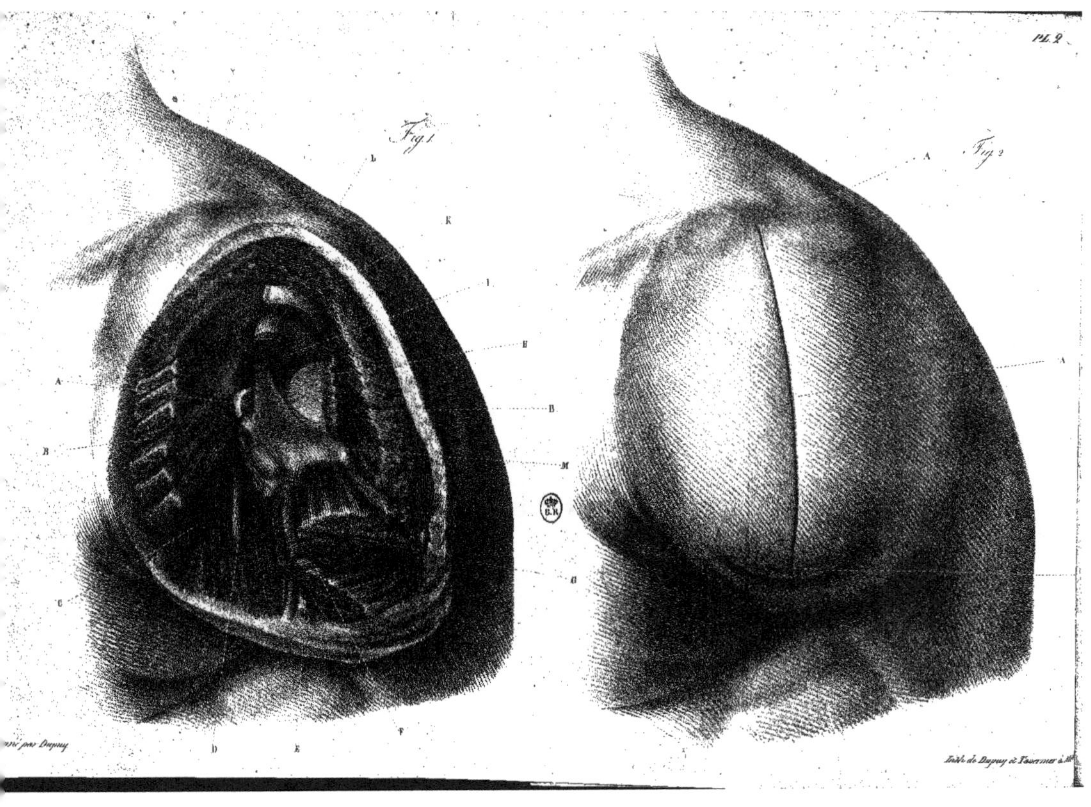
Pl. 2
Fig. 1
Fig. 2
A
B
C
D
E
F
G
H
I
K
L
M

EXPLICATION DE LA PLANCHE II.

DÉSARTICULATION SCAPULO-HUMÉRALE.

FIGURE I.

A. Tendon du muscle sous-scapulaire.

BB. Muscle deltoïde.

C. Muscle grand pectoral.

D. Muscles biceps et coraco-brachial.

E. Vaisseaux en nerfs.

F. Muscles grand dorsal en grand rond.

G. Muscle triceps brachial.

H. Muscle sous-épineux.

I. Surface articulaire de l'omoplate.

K. Muscle sous-épineux.

L. Tendon de la longue portion du muscle biceps.

M. Débris de la capsule.

FIGURE II.

AAA. Réunion linéaire des lèvres de la plaie.

DÉSARTICULATION

CARPO-MÉTACARPIENNE DU POUCE.

ANATOMIE CHIRURGICALE.

La surface lisse et irrégulièrement convexe de l'extrémité supérieure du premier métacarpien est maintenue en contact avec la surface correspondante du trapèze, par une capsule fibreuse orbiculaire, qui présente plus d'épaisseur à sa partie postérieure qu'à l'antérieure. La face inférieure du trapèze étant concave de dehors en dedans, et la surface articulaire de cet os étant moins étendue que l'extrémité supérieure du métacarpien, il résulte de cette disposition une saillie osseuse qu'on sent très distinctement sous la peau, et qu'on augmente beaucoup par la flexion du pouce. Le tendon du long abducteur vient s'implanter à la partie supérieure externe du métacarpien; celui du court extenseur se porte à l'extrémité supérieure de la première phalange; celui du long extenseur, après avoir parcouru la longueur de la face dorsale du métacarpien, va s'attacher à la dernière phalange du pouce. Sur le bord cubital du premier métacarpien, vont s'insérer les fibres d'implantation du muscle premier inter-osseux dorsal, et celles du muscle adducteur du pouce placées au-devant du précédent. Les fibres du muscle abducteur et du muscle opposant vont s'insérer sur le bord radial du premier métacarpien, et la face antérieure de cet os est couverte par le muscle court fléchisseur, qui reçoit dans sa rainure le tendon du long fléchisseur du pouce.

L'artère radiale, arrivée à la partie inférieure de l'avant-bras, se détourne en dehors sur le côté externe de l'articulation de la main, en passant sous les tendons du grand abducteur et du court extenseur du pouce; elle descend ensuite un peu obliquement de dehors en dedans, passe sous le tendon du long extenseur du pouce, et s'avance vers le premier et le second os du métacarpe, entre les extrémités supérieures desquels elle s'enfonce pour se porter dans la paume de la main, en traversant une petite ouverture que lui offre l'angle supérieur du muscle premier inter-osseux dorsal.

Un tissu cellulaire peu abondant unit toutes ces parties recouvertes en dernier lieu par la peau : cette membrane ne nous offre d'essentiel à noter que le pli semi-elliptique qui environne la base du pouce. Son existence constante, quel que soit l'état de la partie, le rend l'indice le plus sûr et le plus exact qu'on puisse prendre pour la limite inférieure de l'incision.

Observations. Comme il importe, pour terminer l'opération promptement, de bien connaître la disposition de l'articulation carpo-métacarpienne, nous remarquerons que la direction, lorsque le pouce est écarté des autres doigts, se trouve suivant une ligne qui, partant du côté externe de l'articulation elle-même, se dirigerait vers l'extrémité du cinquième métacarpien.

La disposition de l'artère radiale est telle, au moment où elle passe à la face palmaire de la main, qu'on peut éviter assez aisément de la blesser; il suffit de prendre la précaution de raser exactement avec la pointe de son bistouri l'extrémité supérieure du premier métacarpien, évitant avec soin d'approcher de la tête du second.

Lorsque l'artère radiale n'est pas ouverte, les autres artères sont si petites, qu'il peut arriver qu'elles ne fournissent pas de sang; elles se rétractent dans les muscles, et l'on ne peut pas les trouver pour les lier. Ces petites artères viennent de la dorsale du pouce.

PROCÉDÉ OPÉRATOIRE.

Membre gauche. Avant d'inciser la peau, l'on doit s'assurer de l'articulation carpo-métacarpienne du pouce. Pour y parvenir, on saisit l'extrémité du pouce avec les doigts de la main droite, on fait glisser d'avant en arrière la pulpe du doigt indicateur de la main gauche sur la face dorsale du métacarpien qu'on se propose d'enlever. Exerçant assez de pression pour bien reconnaître toutes les inégalités de l'os, on ne tarde pas à rencontrer une petite éminence à laquelle succède immédiatement une légère dépression : ces caractères indiquent le lieu de l'articulation. Pour s'en convaincre d'une manière plus positive, les doigts de la main droite de l'opérateur font faire au pouce quelques mouvements d'élévation et d'abaissement, en laissant toujours le doigt indicateur de la main gauche sur le lieu correspondant à l'articulation.

La main droite, remplacée par les doigts de la main gauche restés libres, abandonne alors le pouce pour s'armer d'un bistouri, dont on porte la pointe à une ligne derrière l'articulation; on fait, avec le plein de l'instrument, une incision qui, se dirigeant de haut en bas, arrive à la commissure du pouce, contourne ce doigt, et, faisant suivre au bistouri la direction des plis qui existent à la face palmaire de l'articulation métacarpo-phalangienne, l'incision remonte sur la face dorsale du métacarpien, pour former, en se réunissant avec la première, un angle d'environ trente degrés. La peau étant incisée, un aide l'écarte du pouce, pendant que l'opérateur divise les fibres musculaires adhérentes à l'os : cette dissection sur les parties latérales doit s'étendre à toute la longueur du métacarpien; mais à la face palmaire, elle ne doit s'élever que jusqu'au milieu de l'os. Arrivé à ce point de l'opération, le chirurgien cherche de nouveau l'articulation avec le doigt indicateur de la main gauche; lorsqu'il l'a rencontrée, il l'y laisse, divise la partie postérieure des tendons extenseurs et long abducteur, qu'on doit laisser adhérer à l'os qu'on enlève; puis approchant la pointe du bistouri tenue perpendiculairement à l'articulation, il l'y enfonce, et divise transversalement la partie postérieure de la capsule. La tête de l'os ainsi dégagée, l'opérateur la rend saillante, en ayant soin de placer l'indicateur de la main gauche sous la partie moyenne du métacarpien, pendant qu'avec le pouce de la même main, il presse sur son extrémité inférieure; la capsule incisée, il ne reste plus que quelques fibres musculaires adhérentes à la partie supérieure de la face palmaire; on les divise, et l'extraction du métacarpien ne rencontre plus d'obstacles.

Membre droit. La première incision doit être faite sur le bord radial du métacarpien, et l'on cherche l'articulation carpo-métacarpienne avec le doigt indicateur de la main droite. Ces modifications n'ont lieu que quand on n'est pas ambidextre.

EXPLICATION DE LA PLANCHE III.

DÉSARTICULATION CARPO-MÉTACARPIENNE DU POUCE.

FIGURE I.

A. Sommet du triangle, point de départ des incisions.

B. Incision interne.

C. Incision externe.

D. Incision palmaire.

FIGURE II.

A. Tendon du long extenseur du pouce.

B. Tendon du long abducteur.

C. Surface articulaire du trapèze.

D. Débris de la capsule.

E. Artère radiale.

F. Fibres du muscle court adducteur.

G. Fibres du muscle apposant.

H. Fibres du muscle court fléchisseur.

J. Tendon du muscle long fléchisseur.

K. Fibres du muscle adducteur.

L. Fibres du muscle premier inter-osseux dorsal.

FIGURE III.

AAAA. Cicatrisation de la plaie.

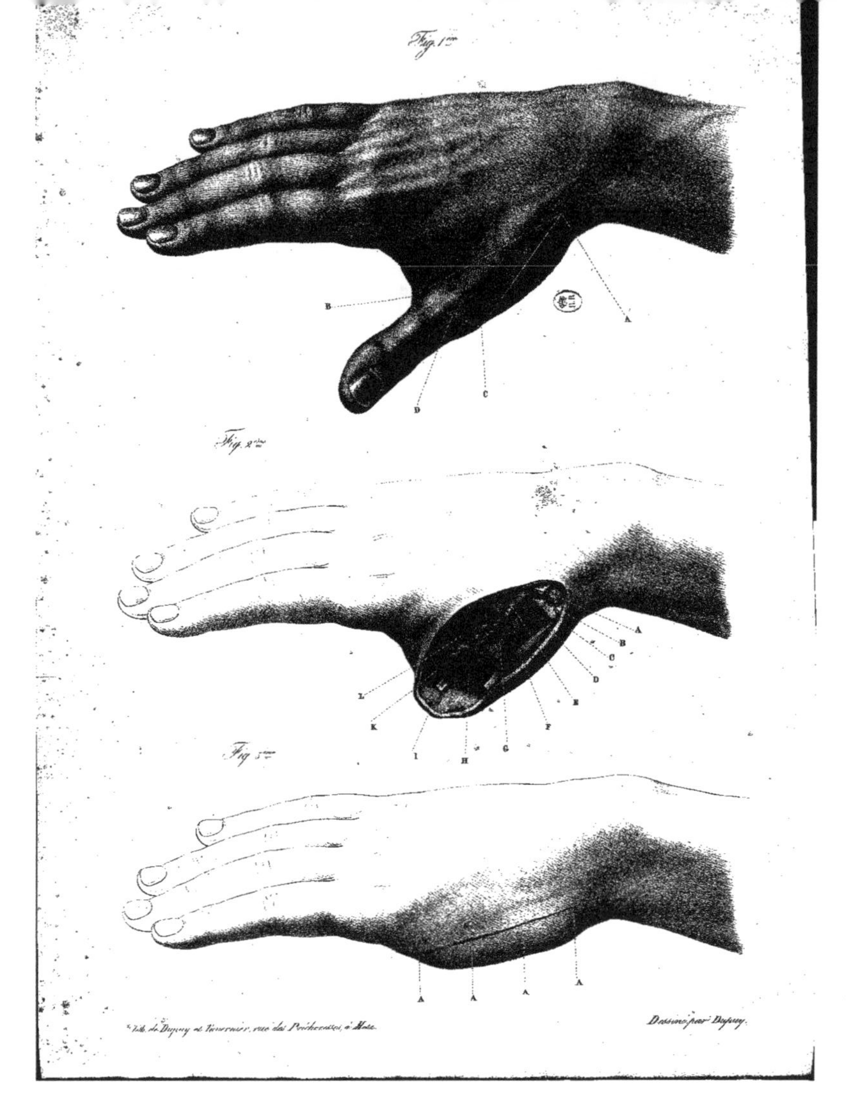
Fig. 1re
B
D
C
A
Fig. 2me
A
B
C
D
E
F
G
H
I
K
L
Fig. 3me
A
A
A
A
Lith. de Dupuy et Tinerraier, rue des Prêcheresses, à Metz.
Dessiné par Dupuy.

DÉSARTICULATION

CARPO-MÉTACARPIENNE DU DOIGT INDICATEUR.

ANATOMIE CHIRURGICALE.

Le second métacarpien est uni très étroitement par son extrémité supérieure aux parties qui l'environnent ; on remarque sur cette extrémité quatre facettes articulaires.

La première, tournée directement en haut, concave transversalement, limitée par deux apophyses plus ou moins saillantes suivant les sujets, s'articule avec la surface correspondante du trapézoïde ; la seconde, placée à la partie antérieure et presque au sommet de l'apophyse externe, s'articule avec le trapèze ; la troisième se trouve au sommet de l'apophyse interne, et s'articule avec une très petite partie du grand os ; la quatrième, placée sur le côté interne de l'extrémité supérieure de l'os, s'articule avec le grand métacarpien voisin ; sur la partie postérieure de cette extrémité, on remarque encore une tubérosité saillante qui commence à deux lignes au-dessous de l'articulation.

Des ligaments nombreux affermissent toutes les articulations ; le seul important à signaler, est le ligament inter-osseux placé entre le second et le troisième métacarpien.

Les fibres musculeuses qui adhèrent au second os du métacarpe appartiennent au premier inter-osseux dorsal, qui se fixe à son bord radial ; au second inter-osseux dorsal, et au premier inter-osseux palmaire, qui s'implantent à son bord cubital et à sa face palmaire. La face postérieure de l'os est recouverte par les tendons du premier radial de l'extenseur commun, et de l'extenseur propre du doigt indicateur ; la face antérieure, par le muscle adducteur du pouce, le lombrical et les tendons des fléchisseurs.

L'artère radiale, au moment où elle se contourne pour passer dans la paume de la main, côtoie le bord externe de l'os et glisse sur sa face antérieure, pour venir former l'arcade palmaire profonde ; la peau qui recouvre toutes ces parties n'offre de remarquable que le pli situé à la base du doigt.

Observations. Les inégalités de l'extrémité supérieure du second métacarpien rendent sa désarticulation très difficile. Attachons-nous donc à bien préciser la direction des articulations.

L'articulation externe, celle qui a lieu entre l'apophyse externe et le trapèze, est fortement oblique de dehors en dedans, et de bas en haut; sa direction est celle d'une ligne qui, de l'extrémité du métacarpien, se rendrait à un demi-pouce au-dessus de l'extrémité inférieure du cubitus.

L'articulation interne, celle du métacarpien avec son voisin, est aussi oblique, mais beaucoup moins que la précédente; elle suit la direction d'une ligne qui, partant de l'extrémité supérieure de l'os, irait se prolonger entre les deux os de l'avant-bras.

L'articulation supérieure ne présente pas de difficultés; il suffit de couper transversalement les fibres du ligament postérieur pour la voir s'entr'ouvrir.

Une disposition anatomique fort avantageuse pour la conservation des mouvements d'adduction du pouce, après l'amputation du second métacarpien, est l'insertion des fibres de son adducteur au troisième métacarpien.

Lorsqu'au lieu du second métacarpien on doit enlever le troisième, on coupe les fibres du muscle adducteur du pouce; mais alors les fibres du premier inter-osseux dorsal restent intactes, et les mouvements d'adduction du pouce sont conservés.

L'artère radiale est très souvent coupée dans cette amputation; on la trouvera dans la partie supérieure de la plaie, à peu de distance de l'articulation. Les collatérales, ou d'autres petits rameaux artériels venant des arcades palmaires, peuvent encore fournir du sang.

PROCÉDÉ OPÉRATOIRE.

Membre gauche. La main du malade tournée en pronation est saisie par les doigts de la main droite de l'opérateur; il s'en sert pour tendre la peau, pendant que la pulpe de son doigt indicateur gauche, portée sur l'extrémité inférieure du métacarpien, glisse en appuyant un peu sur tout le bord externe de cet os; arrivé à son extrémité postérieure, il trouve une petite saillie, et immédiatement derrière elle une petite dépression; c'est le lieu de l'articulation: il laisse en cette place son doigt indicateur, applique les autres doigts sur la face palmaire de la main du malade qu'il soutient, dégage sa main droite, l'arme d'un bistouri, et en porte la pointe à une ligne au-dessus du lieu où se trouve l'extrémité de son indicateur, qui fuit un peu à l'approche de l'instrument. Après avoir piqué la peau, la lame du bistouri est abaissée, dirigée un peu obliquement vers la commissure des doigts; l'opérateur incise les tissus et contourne la base de la phalange, en suivant la direction du pli palmaire; parvenu sur le milieu du doigt, il abandonne cette première incision, reporte son bistouri dans l'angle inférieur, remonte sur le côté externe du doigt, et termine sa seconde incision en la réunissant au sommet de la première. Comme la peau est presque le seul tissu divisé par cette incision, on reporte le bistouri dans tout son trajet, pour couper, postérieurement, les tendons des extenseurs de l'indicateur; à la partie interne, les fibres adhérentes du second muscle inter-osseux dorsal; à la partie inférieure, le tissu cellulaire et quelques fibres musculaires qui avoisinent l'articulation métacarpo-phalangienne; à la partie externe, les fibres du premier inter-osseux dorsal.

Le métacarpien étant ainsi séparé de la plupart des parties molles qui lui adhèrent, l'opérateur porte de nouveau la pulpe de son doigt indicateur gauche pour découvrir le lieu de l'articulation; lorsqu'il y est parvenu, il enfonce la pointe de son bistouri tenue perpendiculairement aux tissus, en dirigeant obliquement le tranchant de la lame selon une ligne qu'on supposerait partie de l'extrémité supérieure du métacarpien qu'on ampute, pour se rendre à un demi-pouce au-dessus de l'apophyse styloïde du cubitus: le ligament latéral externe doit être coupé par ces mouvements. L'opérateur retire son instrument, fait écarter la partie supérieure des lèvres de la plaie, et incise transversalement sur l'articulation pour diviser les fibres du ligament postérieur; alors dirigeant en haut le tranchant de son instrument, dont il enfonce la pointe obliquement entre les deuxième et troisième métacarpiens, il relève l'instrument à angle droit, et coupe par ce mouvement le ligament inter-osseux. Le métacarpien ne tient plus que par quelques fibres de son ligament antérieur, et par quelques petites portions musculaires; on les divise avec facilité, et l'os est détaché.

Membre droit. Au lieu de chercher le lieu de l'articulation avec la pulpe du doigt indicateur gauche, on se sert du doigt indicateur droit, qu'on remplace par le gauche dès que l'articulation est trouvée; la première incision est externe au lieu d'être interne.

EXPLICATION DE LA PLANCHE IV.

DÉSARTICULATION CARPO-MÉTACARPIENNE DU DOIGT INDICATEUR.

FIGURE I.

A. Sommet du triangle, point de départ des incisions.

B. Incision externe.

C. Incision interne.

D. Incision palmaire.

FIGURE II.

A. Tendon du muscle extenseur commun.

B. Tendon du muscle premier radial externe.

C. Surface articulaire du trapézoïde.

D. Facette articulaire du trapèze.

E. Débris des ligaments.

F. Artère radiale.

G. Premier muscle inter-osseux dorsal.

H. Muscle adducteur du pouce.

I. Second muscle inter-osseux dorsal.

K. Tendon du fléchisseur profond.

L. Tendon du fléchisseur superficiel.

M. Premier muscle inter-osseux palmaire.

FIGURE III.

AAA. Réunion linéaire des lèvres de la plaie.

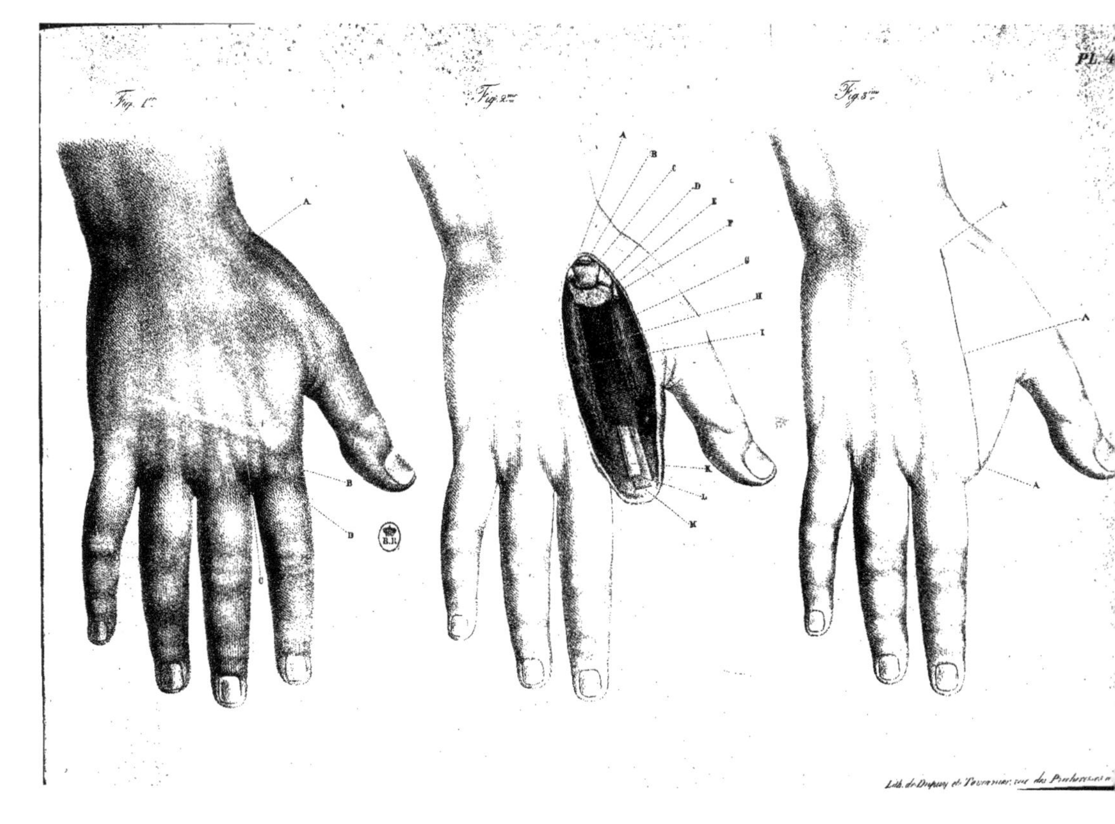

PL. 4
Fig. 1re
Fig. 2me
Fig. 3me
A
B
C
D
E
F
G
H
I
K
L
M
B.R.
Lith. de Dupuy et Tavernier, rue des Prêcheurs

DÉSARTICULATION

CARPO-MÉTACARPIENNE DU DOIGT AURICULAIRE.

ANATOMIE CHIRURGICALE.

L'extrémité supérieure du cinquième métacarpien, légèrement concave transversalement, est maintenue en rapport avec la surface correspondante de l'os crochu du carpe et la facette articulaire du métacarpien voisin par plusieurs ligaments qu'il importe de connaître.

Les ligaments sont au nombre de cinq; le premier est interne, il se fixe à l'extrémité du cinquième métacarpien et à l'os crochu; le deuxième, antérieur, et le troisième, postérieur, se fixent aux faces correspondantes des mêmes os; le quatrième, dont les fibres sont transversales, unit par leur face postérieure les extrémités supérieures du quatrième et du cinquième métacarpien. Le cinquième ligament est logé entre les deux derniers os du métacarpe.

L'extrémité inférieure du cinquième métacarpien est liée à celle de l'os voisin par un ligament transversal commun à tous les métacarpiens; il permet à chacun de ces os un écartement d'une ligne et demie environ.

Les muscles qui environnent le cinquième métacarpien prennent leur insertion supérieure à l'avant-bras et au carpe. Les premiers sont les tendons des muscles extenseurs propre et commun du petit doigt, et les tendons des muscles fléchisseurs superficiel et profond. Les seconds sont le muscle adducteur qui s'attache à toute l'étendue de la face cubitale du métacarpien, le court fléchisseur du petit doigt, et l'opposant, qui, par un grand nombre de fibres, adhère au bord antérieur et à la face radiale de l'os. Outre ces muscles, le cinquième métacarpien donne encore insertion par sa face radiale, antérieurement au troisième inter-osseux palmaire, postérieurement au quatrième inter-osseux dorsal.

Les artères qui rampent parmi les muscles que nous venons d'indi-

4

quer sont peu volumineuses; elles naissent de la cubitale au moment où celle-ci arrive à la face palmaire de la main pour former l'arcade superficielle. L'une de ces branches, et c'est la plus importante, s'enfonce entre l'adducteur et le court fléchisseur du petit doigt, passe sous la partie supérieure de son opposant, et va s'anastomoser avec l'extrémité de l'arcade palmaire profonde. D'autres branches plus petites vont se rendre dans les muscles court fléchisseur et adducteur du petit doigt.

Un peu de tissu cellulaire graisseux environne toutes ces parties recouvertes elles-mêmes par la peau : cette membrane ne nous offre d'essentiel à remarquer, que le pli semi-elliptique placé à la base du doigt annulaire; c'est la trace que doit suivre l'incision qui contourne le doigt.

Observations. La position, la direction de l'articulation, et le nombre des ligaments, sont des objets qui doivent appeler l'attention de l'opérateur; il remarquera que le tiers supérieur du cinquième métacarpien forme une espèce de triangle dont la base est en haut, que le bord interne de ce triangle, qui est le prolongement du bord cubital de l'os, se dirige obliquement de dehors en dedans, et de bas en haut, et se termine par une petite apophyse d'un volume variable, selon les sujets; que derrière cette apophyse, lorsque le métacarpien est en contact avec l'os crochu, existe un petit enfoncement qui est le lieu précis où commence l'articulation. Pour pénétrer dans celle-ci, il faut diriger le tranchant de l'instrument selon une ligne qui, du sommet de l'apophyse, irait à la tête du second métacarpien.

Le bord externe du triangle se dirige de dehors en dedans et de bas en haut; il résulte de cette disposition que, lorsqu'on veut couper le ligament inter-osseux, il faut appuyer plutôt sur le quatrième métacarpien que sur le cinquième : sans cette précaution, on courrait risque de briser son instrument sur le tissu osseux.

Quoique les ligaments soient nombreux, il n'y a que la section de l'inter-osseux qui puisse présenter quelque difficulté; il importe donc que le chirurgien en connaisse parfaitement la disposition.

Les rameaux artériels coupés cessent quelquefois, aussitôt l'amputation terminée, de fournir du sang, la ligature est alors inutile; lorsqu'on doit l'appliquer, c'est rarement sur plus d'un ou deux des rameaux indiqués plus haut, ou sur l'une des collatérales.

PROCÉDÉ OPÉRATOIRE.

Membre gauche. La main du malade, fortement tournée en pronation, est saisie par la main gauche de l'opérateur; elle sert à tendre les tissus qu'on coupera bientôt. La pulpe du doigt indicateur de la main droite est alors portée sur l'extrémité digitale du cinquième métacarpien; elle parcourt, en appuyant assez fort, tout le bord interne de cet os; elle rencontre bientôt une saillie très sensible formée par l'extrémité postérieure du cinquième métacarpien; derrière cette saillie existe une petite dépression, c'est le lieu de l'articulation. L'opérateur y place aussitôt l'extrémité du doigt indicateur de la main gauche; il arme sa main droite d'un bistouri dont il porte la pointe à une ligne derrière le lieu de l'articulation, l'enfonce dans les tissus, abaisse la lame, et fait une incision qui, partant du lieu indiqué, se dirige de haut en bas, de dehors en dedans, et arrive à la base du doïgt, qu'il contourne, en passant sur le pli articulaire de la face palmaire. Abandonnant cette première incision, l'opérateur saisit avec la main gauche le doigt qu'il va enlever; il porte la lame de son instrument entre les doigts annulaire et auriculaire, reprend la fin de sa première incision, achève de contourner le doigt, remonte sur la face dorsale du métacarpien, et vient rejoindre l'extrémité de la première incision, en formant un angle très aigu. Comme la peau est presque le seul tissu divisé, on reporte l'instrument entre les lèvres de la plaie, et l'on coupe, supérieurement, les tendons des extenseurs du doigt auriculaire; aux parties interne et externe, les fibres musculeuses adhérentes à l'os; et inférieurement l'on isole de l'articulation métacarpo-phalangienne le coussinet graisseux placé au-dessous d'elle. L'os métacarpien étant ainsi isolé, l'opérateur écarte un peu les lèvres de la partie supérieure de la plaie, il cherche de nouveau le lieu de l'articulation, il y place la pulpe du doigt indicateur de la main; se rappelant alors la direction oblique de dedans en dehors et de haut en bas de l'articulation carpo-métacarpienne du cinquième doigt, il coupe le ligament interne, et fait pénétrer la pointe de son bistouri entre les surfaces articulaires; il l'en retire aussitôt pour inciser transversalement les fibres longitudinales du ligament supérieur, pendant que la main gauche vient reprendre le doigt qu'on ampute : il n'y a plus que le ligament inter-osseux qui retienne encore la phalange ; pour le diviser, on tient obliquement le bistouri, le tranchant de la lame tourné en haut, on enfonce sa pointe entre les surfaces articulaires du quatrième et du cinquième métacarpien, puis l'on relève l'instrument de manière à ce qu'il soit perpendiculaire aux tissus ; par ce mouvement, le ligament inter-osseux est coupé, et l'os métacarpien, qui ne tient plus que par quelques fibres musculaires, est facilement détaché.

Membre droit. On cherche l'articulation du métacarpien avec la pulpe du doigt indicateur gauche, et l'on fait l'incision externe la première : ce sont les seules modifications à apporter.

Observations. Les métacarpiens intermédiaires peuvent être enlevés en suivant exactement les préceptes donnés pour la désarticulation du doigt médius et de l'auriculaire. La seule difficulté est de trouver l'articulation carpo-métacarpienne qu'on se propose d'attaquer ; pour y parvenir, on va reconnaître la saillie formée par l'extrémité postérieure du cinquième métacarpien ; on tire de là une ligne transversale qui dépasse le carpe ; sur son trajet se trouve l'articulation cherchée.

DÉSARTICULATION

MÉTACARPO-PHALANGIENNE.

ANATOMIE CHIRURGICALE.

L'articulation métacarpo-phalangienne est une arthrodie; les surfaces osseuses sont maintenues en rapport par une capsule et deux ligaments latéraux; postérieurement cette articulation est recouverte par le tendon des muscles extenseurs; antérieurement, par la gaîne et les tendons des muscles fléchisseurs; latéralement, par les tendons des muscles inter-osseux et lombricaux. Deux artères collatérales fournies par l'arcade palmaire et des nerfs assez volumineux rampent sur les parties latérales de l'articulation et des phalanges elles-mêmes.

La peau qui recouvre toutes ces parties ne présente de remarquable que les plis palmaires situés à la base des doigts.

Observations. Toutes les extrémités des os longs forment, avant l'ossification complète, de véritables épiphyses qui ne tiennent au corps de l'os que par une substance cartilagineuse; il résulte de cette disposition qu'on peut, chez les jeunes sujets qui n'ont point passé l'âge de puberté, détacher la tête du métacarpien si elle offre quelque altération pathologique. Plusieurs chirurgiens distingués pensent même que, quelle que soit la circonstance, on doit enlever la tête du métacarpien; ils prétendent que le volume de l'extrémité de l'os ne permettant pas aux doigts de se rapprocher, occasione une difformité que le temps ne fait pas disparaître. Si l'on adopte cette modification, qui a son avantage, il faut avoir la précaution de scier l'os en bec de flûte, et de protéger les tissus par une plaque de plomb ou de carton.

Les artères à lier sont les collatérales; il n'est pas rare de les voir se rétracter dans les tissus, et cesser aussitôt de fournir du sang.

PROCÉDÉ OPÉRATOIRE.

Membre gauche. L'opérateur saisit avec le pouce et le doigt indicateur de la main droite le doigt qu'il veut enlever, il lui fait exécuter, si c'est possible, quelques mouvements de flexion et d'extension, afin de reconnaître exactement le lieu de l'articulation ; remplaçant alors par la main gauche les doigts de la main droite, il prend un bistouri dont la pointe est portée au-dessus de l'articulation ; il pique la peau, et abaissant aussitôt la lame de l'instrument, il fait une incision oblique qui, du milieu de l'articulation, se porte sur le côté interne du doigt, à trois lignes au-dessus de la commissure. L'incision arrivée sur la face palmaire de la phalange, et le plus près possible du pli articulaire, est abandonnée momentanément pour être reprise par le côté externe ; l'opérateur reportant son bistouri dans l'angle inférieur, remonte sur le côté du doigt en faisant une incision qui s'élève à la hauteur de la précédente, dont il rejoint bientôt le sommet pour compléter le triangle. On divise le tissu cellulaire qui unit la peau à la phalange ; on coupe le tendon extenseur ; un aide prend le doigt qu'il porte en arrière pendant que l'opérateur dissèque les tissus appliqués sur la face antérieure de l'articulation ; le tendon du fléchisseur et sa gaîne sont mis à nu et coupés transversalement : l'aide abandonne alors le doigt que l'opérateur reprend de la main gauche ; on divise les ligaments latéraux, la phalange est complètement détachée.

Membre droit. La seule modification à apporter, est de commencer la première incision sur le côté externe du doigt.

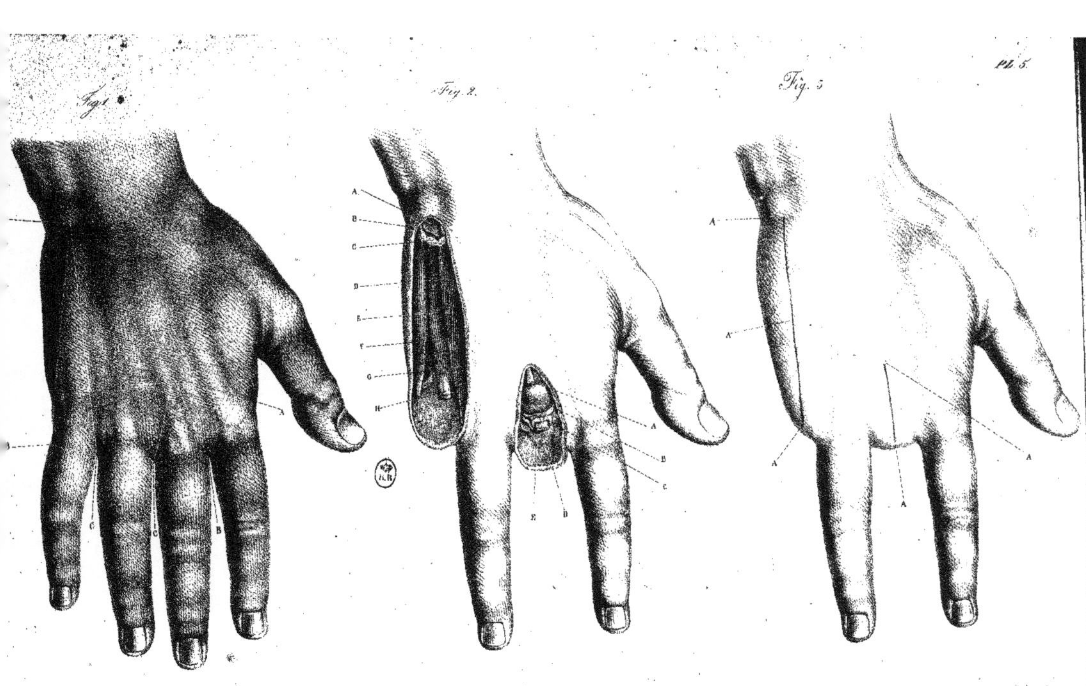
Fig. 1.
Fig. 2.
Fig. 3
Pl. 5.
A
B
C
D
E
F
G
H
Dessiné par C. et D.
Lith. Dupuy et Tavernier à Metz

EXPLICATION DE LA PLANCHE V.

DÉSARTICULATION CARPO-MÉTACARPIENNE DU DOIGT AURICULAIRE.

FIGURE I.

A. Sommet du triangle, point de départ des incisions.

B. Incision externe.

C. Incision interne.

Ligne ponctuée : incision palmaire.

FIGURE II.

A. Tendon de l'extenseur propre du doigt auriculaire.

B. Surface articulaire.

C. Débris des ligaments.

D. Quatrième muscle inter-osseux dorsal.

E. Muscle court fléchisseur.

F. Muscle adducteur.

G. Muscle opposant.

H. Tendon du muscle fléchisseur profond.

FIGURE III.

A A A. Réunion linéaire des lèvres de la plaie.

AMPUTATION MÉTACARPO-PHALANGIENNE.

FIGURE I.

A. Sommet du triangle, point de départ des incisions.

B. Incision externe.

C. Incision interne.

Ligne ponctuée : incision palmaire.

FIGURE II.

A. Tendon de l'extenseur.

B. Tête du métacarpien.

C. Débris de la capsule.

D. Tendon et gaîne des fléchisseurs.

E. Tissu cellulaire.

FIGURE III.

A A A. Réunion linéaire des lèvres de la plaie.

DÉSARTICULATION

COXO-FÉMORALE.

ANATOMIE CHIRURGICALE.

Le fémur présente à son extrémité supérieure trois éminences volumineuses; l'une, articulaire, nommée tête du fémur; les deux autres servant à des insertions musculaires, sont appelées trochanters, et distingués en grand et petit.

La tête du fémur, logée dans une cavité profonde de l'os des îles, y est maintenue par des liens solides qui sont intus et extrà l'articulation. Le lien interne appelé ligament triangulaire s'insère au côté interne de la fosse cotyloïdienne et au sommet de la tête du fémur; sa longueur est de plus d'un pouce, ce qui permet un écartement équivalent des surfaces articulaires. Outre ce ligament triangulaire on trouve un ligament annulaire, bordant le pourtour de la cavité cotyloïde; ses fibres fortes, mais élastiques, ne suffisent pas pour s'opposer à l'éloignement de la tête du fémur, quand la cuisse est portée en arrière et en dedans.

Le ligament externe formant une capsule fibreuse très résistante, s'attache à la base du col du fémur, et au pourtour de la cavité cotyloïde : ses fibres accumulées à la partie antérieure et interne lui donnent quelquefois une épaisseur de plusieurs lignes.

Les muscles nombreux qui font partie de l'extrémité supérieure de la cuisse, sont : 1° en dehors, le muscle du fascia lata; 2° en dedans, le droit interne, le troisième adducteur; 3° en avant, le couturier, le tendon du psoas et de l'iliaque, le droit antérieur, le pectiné, le premier et le second adducteur et l'obturateur externe; 4° en arrière, les trois muscles fessiers, le pyramidal, les jumeaux, le tendon de l'obturateur interne, le carré et les extrémités supérieures des muscles demi-tendineux, biceps et demi-membraneux; enfin le triceps crural.

Des nerfs et des vaisseaux considérables sont placés parmi tous ces muscles. A la partie postérieure, nous trouvons le grand nerf sciatique qui tire son origine du plexus sacré, passe au-devant du muscle pyramidal, et sort du bassin par l'échancrure ischiatique, entre le bord inférieur de ce muscle et le jumeau supérieur ; il est accompagné par le petit nerf sciatique.

A la partie antérieure de la cuisse existe le nerf crural, dont la position, au moment où il s'échappe de l'abdomen, est à la partie externe et un peu supérieure de l'artère crurale.

Les artères et les veines sont très volumineuses; antérieurement on trouve l'artère fémorale située au centre de l'espace compris entre l'épine supérieure et antérieure de l'os des îles et la symphyse du pubis ; la veine crurale se trouve au-dessous d'elle et un peu en dedans; le nerf crural, comme nous venons de le dire, lui est supérieur et externe.

L'artère fémorale fournit, à un pouce au-dessous du ligament de Fallope, l'artère profonde, qui donne à son tour des branches nombreuses, au nombre desquelles se trouvent les deux circonflexes interne et externe : la circonflexe interne s'enfonce de devant en arrière, et un peu de haut en bas, entre le pectiné et le tendon du muscle psoas ; l'interne se porte presque transversalement en dehors, derrière le couturier et le droit antérieur. Le tronc même de la profonde, peu après son origine, va se porter entre les muscles adducteurs et vaste interne.

Les artères qui sortent du bassin sont, l'artère iliaque postérieure ou fessière, et l'artère ischiatique.

La première s'échappe par la partie supérieure de l'échancrure sciatique, et va fournir presque aussitôt un grand nombre de rameaux aux muscles moyen et petit fessiers, pyramidal, etc. L'artère ischiatique descend profondément au-devant du muscle pyramidal, et sort du bassin, entre le bord inférieur de ce muscle et le petit ligament sacrosciatique, au-devant du nerf sciatique: elle fournit un grand nombre de branches qui se rendent aux muscles grand fessier, jumeaux, biceps, demi-tendineux, etc.

Les veines suivent à peu près les mêmes dispositions que les artères.

Une aponévrose forte et résistante enveloppe toute la cuisse; des ganglions nombreux existent au pli de l'aine, et souvent un peu au-dessous; la grande veine saphène perce l'aponévrose à un pouce au-dessous du ligament de Fallope pour aller se jeter dans la grande veine crurale: la peau, plus ou moins abondamment couverte de poils, surtout supérieurement, enveloppe toutes les parties que nous avons indiquées.

Observations. Le trochanter, que sa position sous-cutanée permet de sentir avec facilité, est un excellent indice pour servir de point de départ à l'incision. La situation invariable du pli de l'aine sert à préciser la position de l'incision antérieure; c'est à la distance de quatre travers de doigt de ce pli qu'elle doit être faite, et sa direction doit lui être parallèle. Ce sont là deux données importantes d'où dépendent l'exécution convenable de l'opération; si le chirurgien les néglige, les lèvres de la plaie seront ou trop longues ou trop courtes, selon qu'il aura porté son instrument au-dessus ou au-dessous du lieu indiqué.

Comme les couches musculeuses de la cuisse sont très volumineuses, il faut avoir soin de faire marcher le couteau fortement en sciant, afin d'arriver avec promptitude jusqu'à l'os. C'est là une des difficultés de l'opération pour les personnes qui n'ont pas l'habitude de l'exécuter.

Il importe de remarquer que la tête du fémur n'est pas complètement contenue dans la cavité cotyloïde; toute la face antérieure et interne est libre, recouverte seulement par la capsule fibreuse. C'est sur cette portion de tête du fémur, faisant saillie hors de la cavité, que le chirurgien doit appuyer le tranchant de son couteau pour diviser les fibres nombreuses et résistantes de la capsule articulaire. Ce temps de l'opération demande, pour être bien exécuté, un peu d'habitude et beaucoup de précautions; j'ai vu plusieurs fois des mouvements brusques et mal ordonnés faire passer la pointe du couteau dans le trou sous-pubien, et pénétrer ainsi dans l'abdomen. Aucun procédé ne met à l'abri de cet accident grave; l'adresse seule du chirurgien peut l'éviter.

Lorsque la capsule fibreuse de l'articulation est coupée, et qu'on a fait sortir en partie la tête du fémur de la cavité cotyloïde, on doit attaquer le ligament triangulaire. Pour bien exécuter cette section, il faut encore appuyer le tranchant de l'instrument sur la tête du fémur, et prendre garde que la pointe n'aille heurter avec trop de force le fond de la cavité cotyloïde; son épaisseur peu considérable chez certains individus permet quelquefois au couteau d'aller blesser une des parties contenues dans le petit bassin.

Les deux trochanters qui, dans les autres procédés opératoires, sont la source de toutes les difficultés, ne nous offrent dans le procédé ovalaire aucune espèce d'obstacles; il est donc inutile de nous arrêter sur leur position respective et relative, et sur une foule de détails d'anatomie chirurgicale qu'on pourrait présenter.

Les artères qu'on doit lier sont sans doute très nombreuses; mais il ne faut pas concevoir une idée exagérée de la perte de sang. J'ai vu pratiquer cette amputation par M. Larrey, sur un malade de la garde royale, et je doute s'il s'est écoulé plus d'une livre de sang.

C'est toujours l'artère crurale qu'on doit lier la première; on peut même, si l'on n'est pas sûr de la compression exercée par l'aide, placer la ligature aussitôt après la première incision. Malgré cette précaution, il est indispensable de faire continuer la compression; car la profonde, naissant de la crurale, à un pouce au-dessous du ligament de Fallope, fournirait une hémorrhagie abondante.

Les artères ischiatiques et fessières doivent, aussitôt après la ligature des crurales, attirer l'attention de l'opérateur; le nombre de leurs rameaux varie considérablement; en général, huit ou dix ligatures sont nécessaires. Outre ces artères, on trouve encore entre les muscles droit antérieur et triceps crural, un rameau de la profonde quelquefois assez volumineux pour fournir une hémorrhagie inquiétante.

Les artères circonflexes, interne et externe, peuvent aussi donner une grande quantité de sang; on devra donc les lier; mais on ne s'en occupera qu'en dernier lieu, vu que leur diamètre est moindre que celui des artères précédemment indiquées.

PROCÉDÉ OPÉRATOIRE.

Membre gauche. De tous les procédés pour la désarticulation de la cuisse, aucun ne me paraît présenter les avantages du procédé ovalaire. Voici les règles à suivre pour l'exécuter : le malade, couché en travers de son lit et sur le côté opposé à celui où il doit être opéré, la tête un peu plus élevée que le bassin qui dépasse le bord du lit, est maintenu dans cette position par plusieurs aides qui le retiennent par les aisselles, et par d'autres destinés à soutenir la partie inférieure du membre qu'on va enlever et à exercer la compression au pli de l'aine.

Le chirurgien, placé à la partie postérieure du membre, s'assure, à l'aide de la main gauche, de la position du grand trochanter; il y laisse le pouce ou le doigt indicateur, arme sa main droite de l'instrument dont il enfonce perpendiculairement la pointe au-dessus de l'éminence osseuse; la lame est aussitôt abaissée et dirigée en avant et en dedans, à quatre travers de doigt au-dessous du pli de l'aine; il contourne le membre en coupant les tissus aussi profondément que possible. L'opérateur abandonne cette première incision, pour porter le couteau, la pointe dirigée en bas et en dedans, à la partie interne de la cuisse, et le replacer dans l'angle inférieur de la première incision; il le dirige ensuite obliquement en arrière pour venir rejoindre le sommet du trochanter; il est bien rare que, dans cette première section, tous les tissus soient coupés jusqu'à l'os; le chirurgien doit le plus souvent reporter son couteau dans la plaie pour compléter ce premier temps de l'opération.

Pour parvenir jusqu'à la capsule articulaire, il faut écarter alternativement les lèvres de la plaie, et diviser les fibres musculeuses restées intactes. Dès qu'on aperçoit le tissu fibreux, on porte le tranchant de l'instrument bien perpendiculairement aux fibres, on les coupe en appuyant sur la tête même du fémur; on abaisse ensuite le membre en tournant la pointe du pied en dehors : la tête de l'os sort en partie de la cavité cotyloïde, et comme elle n'est plus retenue que par son ligament interne, on le divise en se servant de la pointe du couteau. L'opérateur soulève alors le fémur pour en faire saillir la tête, qu'il contourne avec le plein de son instrument; il divise le tiers postérieur de la capsule resté intact, coupe les fibres musculaires adhérentes à l'os, et détache enfin complètement l'extrémité inférieure.

Membre droit. Lorsqu'on ampute le membre droit, l'opérateur se place à la partie antérieure de la cuisse. C'est la seule modification qu'on doive apporter.

Pl. 6

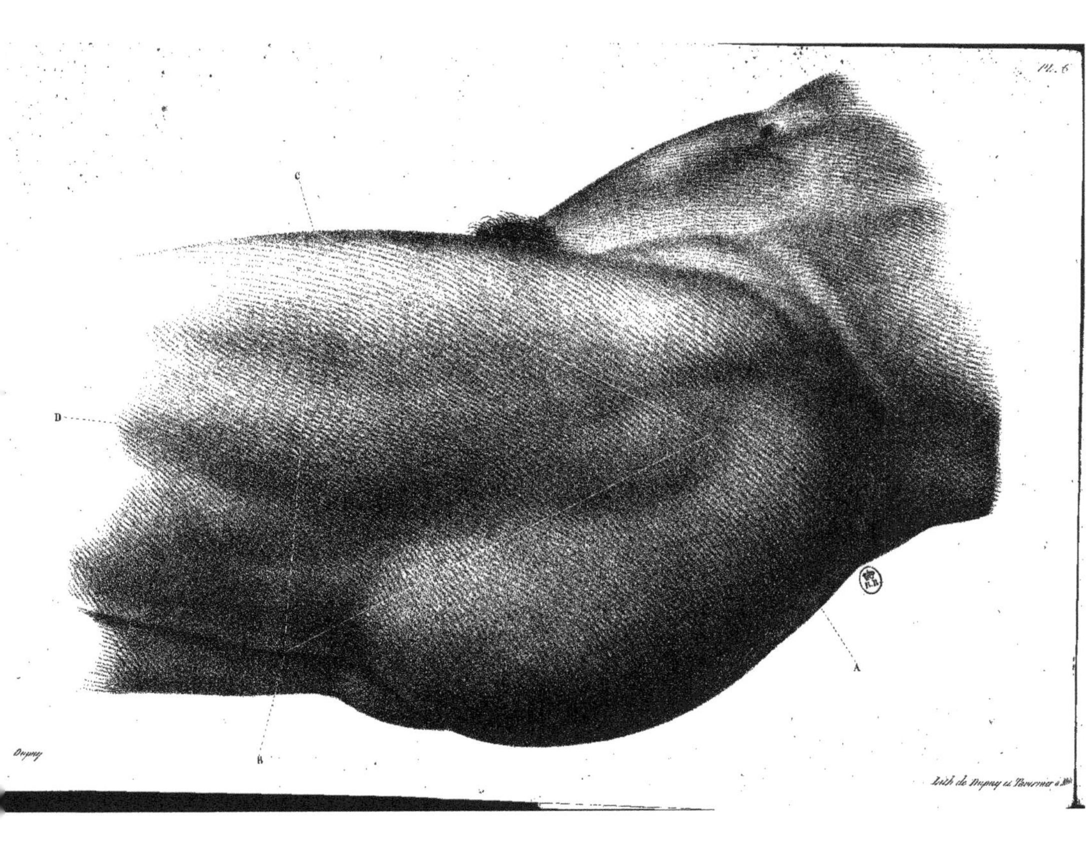

EXPLICATION DE LA PLANCHE VI.

DÉSARTICULATION COXO-FÉMORALE.

A. Sommet du triangle, indiquant l'extrémité du grand trochanter; point de départ des incisions.

B. Incision externe.

C. Incision interne.

D. Incision postérieure.

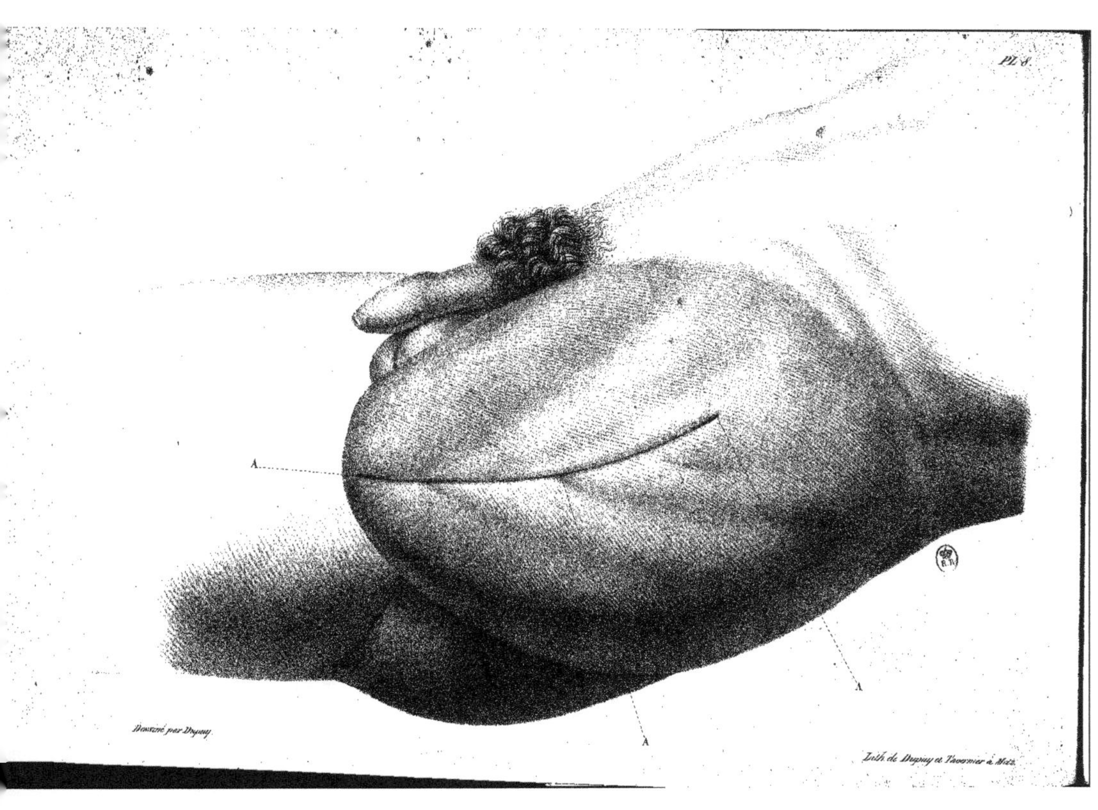
Pl. 8.
A
A
A
Dessiné par Dupuy.
Lith. de Dupuy et Tavernier à Metz.

EXPLICATION DE LA PLANCHE VIII.

DÉSARTICULATION COXO-FÉMORALE.

AAA. Réunion linéaire des lèvres de la plaie.

Pl. 7

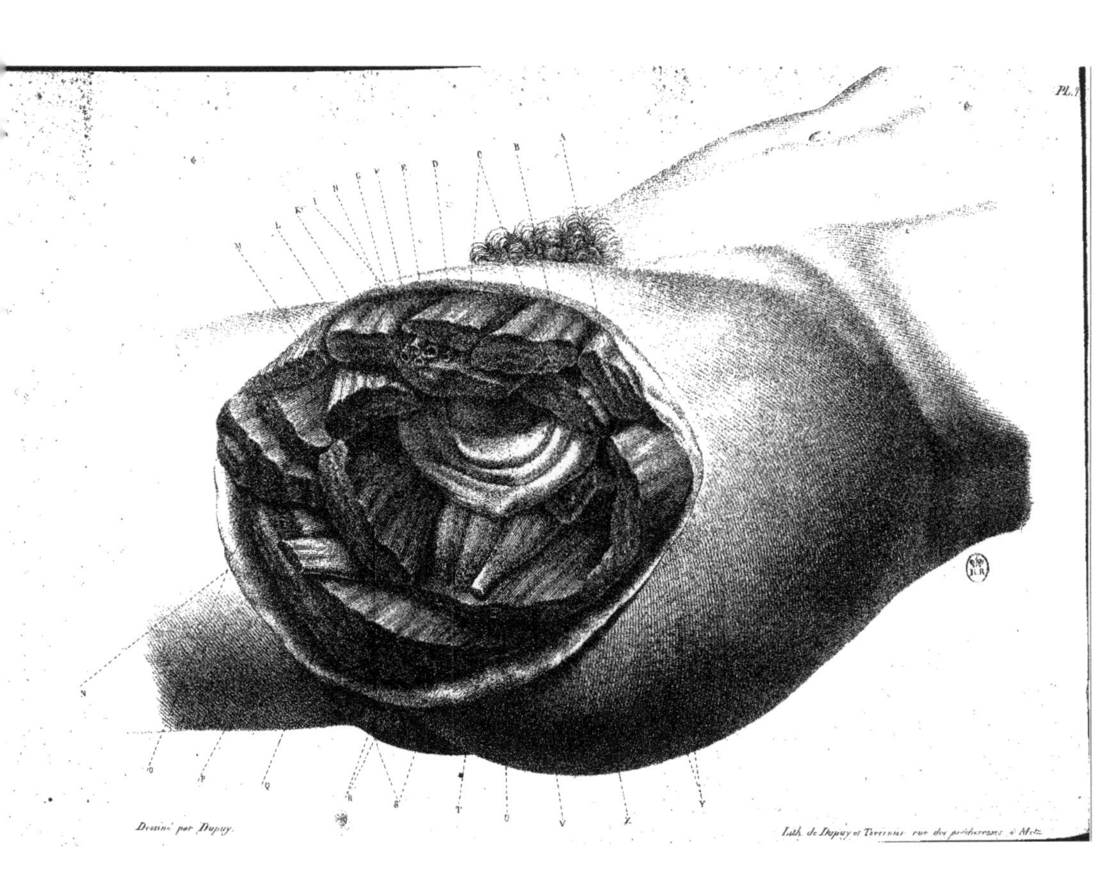

Dessiné par Dupuy.

Lith. de Dupuy et Tavernier rue des prêcheresses à Metz

EXPLICATION DE LA PLANCHE VII [1].

DÉSARTICULATION COXO-FÉMORALE.

A. Muscle du fascia-lata.

B. Muscle droit antérieur.

C. Muscles psoas et pectine.

D. Muscle couturier.

E. Artère fémorale.

F. Veine fémorale.

G. Veine profonde.

H. Artère profonde.

I. Artère circonflexe.

K. Muscle premier adducteur.

L. Muscle deuxième adducteur.

M. Muscle droit interne.

N. Extrémité supérieure du muscle biceps.

O. Muscle troisième adducteur.

P. Grand nerf sciatique.

Q. Extrémité supérieure du muscle demi-tendineux.

R. Tendons des muscles jumeaux.

S. Muscle grand fessier.

T. Tendon du muscle pyramidal.

[1] Le malade est couché sur le côté droit; c'est dans cette position que le dessin représente la plaie.

U. Débris de la capsule.

V. Cavité cotyloïde.

X. Muscle petit fessier.

Y. Muscle moyen fessier.

DÉSARTICULATION

TARSO-MÉTATARSIENNE DU GROS ORTEIL.

ANATOMIE CHIRURGICALE.

L'extrémité postérieure du premier métatarsien présente une surface articulaire légèrement concave, que plusieurs ligaments très forts maintiennent en contact avec la face antérieure du premier cunéiforme.

Les ligaments sont interne, supérieur, inférieur et inter-osseux.

Les ligaments interne et supérieur n'offrent rien de remarquable. Le ligament inférieur ou plantaire est très résistant : il est singulièrement fortifié par des expansions fibreuses qui viennent du ligament calcanéo-cuboïdien, et surtout par des fibres qui appartiennent à la gaîne du tendon du muscle long péronier latéral. Le ligament inter-osseux adhère à la face interne du premier cunéiforme, d'où il s'étend à la face interne du second métatarsien, et à la face externe du premier.

Les muscles qui entourent le premier métatarsien sont : supérieurement, les tendons des muscles extenseurs commun et propre du gros orteil, et celui du pédieux; à son bord externe s'insèrent les fibres du muscle inter-osseux dorsal. A sa face inférieure, sont implantés de dedans en dehors les fibres des muscles adducteur, court fléchisseur et abducteur du gros orteil. Le tendon de son long fléchisseur glisse dans une gouttière que lui présente inférieurement le court fléchisseur.

Les artères qui environnent le premier métatarsien viennent de la pédieuse et de la plantaire interne : la première envoie un rameau assez considérable qui parcourt la longueur du côté interne de l'os; la seconde fournit des branches nombreuses, mais peu volumineuses, aux muscles de la face plantaire du gros orteil.

La peau qui recouvre ces parties offre une épaisseur considérable inférieurement; et quelquefois sur la région dorsale on trouve un assez grand nombre de poils.

Observations. C'est aux recherches du professeur Lisfranc qu'on doit les données précises que nous possédons pour trouver l'articulation tarso-métatarsienne du gros orteil[1]. Voici la plus importante: la partie inférieure de l'extrémité postérieure du premier métatarsien formant une saillie, et le premier cunéiforme présentant la même disposition, il existe entre ces deux saillies un petit enfoncement. Pour trouver l'articulation, il faut donc faire glisser son doigt sous le côté interne et inférieur du pied; on rencontrera d'abord une tubérosité, puis un enfoncement, et enfin une seconde saillie : l'articulation siège entre ces deux éminences. D'autres indices très avantageux existent encore, mais comme ils ne dérivent pas de la connaissance de l'anatomie chirurgicale du gros orteil, nous en parlerons plus loin.

La position de l'articulation étant trouvée, il faut en connaître la direction; des recherches nombreuses ont démontré que, pour entr'ouvrir l'articulation par son côté interne, il faut suivre la direction d'une ligne qui, partant du côté interne de l'extrémité la plus reculée du premier métatarsien, irait se rendre au milieu du cinquième métatarsien.

Les artères qu'on devra lier sont peu nombreuses : ce sera le rameau qui côtoie le bord externe du premier métatarsien, quelquefois une ou deux petites branches de l'artère plantaire interne. Il peut cependant arriver qu'on coupe le tronc même de la pédieuse au moment où il s'enfonce entre les deux premiers métatarsiens pour se rendre à la plante du pied : on reconnaîtra cet accident au volume du jet de sang, et à la position de l'artère qui le fournit.

[1] Voyez *Mémoire sur les amputations partielles du pied*, *Archives générales de médecine*, août 1823.

PROCÉDÉ OPÉRATOIRE.

Membre gauche. Pour s'assurer de l'articulation du métatarsien avec le premier cunéiforme, l'opérateur fait glisser la pulpe du doigt indicateur de la main gauche le long du bord interne du premier métatarsien; bientôt une saillie se présente : c'est le lieu de l'articulation. Cependant il peut arriver que, l'inflammation ayant gonflé les tissus, l'opérateur ne sente pas la saillie existant à la partie postérieure du premier métatarsien ; alors deux données approximatives se présentent : la première est d'examiner l'implantation inférieure du jambier antérieur; elle se fait à la partie latérale et inférieure du cunéiforme ; on la reconnaît en faisant lever la pointe du pied par la contraction du muscle. La deuxième consiste à tirer de la partie la plus reculée du cinquième métatarsien une ligne transversale, perpendiculaire à l'axe du pied : l'articulation se trouve à un demi-pouce au-devant de la ligne. Ces deux préceptes ont été donnés par M. Lisfranc, dans la description de son procédé pour l'amputation tarso-métatarsienne.

Le lieu de l'articulation étant reconnu, l'opérateur l'indique en y plaçant l'extrémité de son doigt indicateur gauche; les autres doigts de la même main, le pouce excepté, sont portés sous la plante du pied, qu'ils servent à soutenir. La main droite, armée d'un bistouri, fait une incision qui commence à deux lignes derrière l'articulation tarso-métatarsienne; cette incision, dirigée obliquement de dedans en dehors jusqu'à la commissure des orteils, contourne la base de la première phalange, en suivant le pli articulaire de la face plantaire. Abandonnant cette première section, l'opérateur porte son bistouri au côté interne de la phalange, le place dans l'angle inférieur de l'incision, remonte sur le côté interne de la phalange et du métatarsien, et, par une ligne légèrement oblique de dedans en dehors, va rejoindre le point de départ.

La peau étant coupée, l'opérateur place de nouveau son instrument dans toute l'étendue de l'incision, divise successivement les tendons extenseurs du pouce, les fibres du muscle inter-osseux dorsal, dissèque la peau de la plante du pied, en ayant soin de laisser adhérer à l'articulation les deux os sésamoïdes, et sépare du métatarsien la peau qui lui adhère au côté interne.

Arrivé à ce temps de l'opération, le chirurgien cherche de nouveau l'articulation; il l'ouvre en tenant la pointe de l'instrument perpendiculairement au sol, et le tranchant de la lame un peu obliquement de dedans en dehors et d'arrière en avant, pour suivre la direction de l'articulation. Dès que le ligament interne est coupé, l'opérateur retire son instrument, divise les fibres intactes du ligament supérieur; aussitôt après, il dirige en haut le tranchant du bistouri, et enfonce obliquement la pointe, sous un angle de quarante-cinq degrés, dans l'espace inter-osseux formé par la face externe du premier cunéiforme et la face interne de l'extrémité postérieure du second métatarsien; l'instrument, dont la pointe a pénétré jusqu'à la couche plantaire, est relevé à angle droit, et, par l'effet de ce mouvement, les fibres du ligament inter-osseux sont coupées. L'os métatarsien, ne tenant plus que par quelques fibres ligamenteuses et musculaires faciles à diviser, est bientôt complètement détaché.

Membre droit. Si l'on opère sur le pied droit, le chirurgien explore les parties avec le doigt indicateur de la main droite; l'articulation étant trouvée, on l'indique en y plaçant le pouce de la main gauche dont les autres doigts soutiennent le pied en l'embrassant par son bord externe. La première incision est faite à la partie interne.

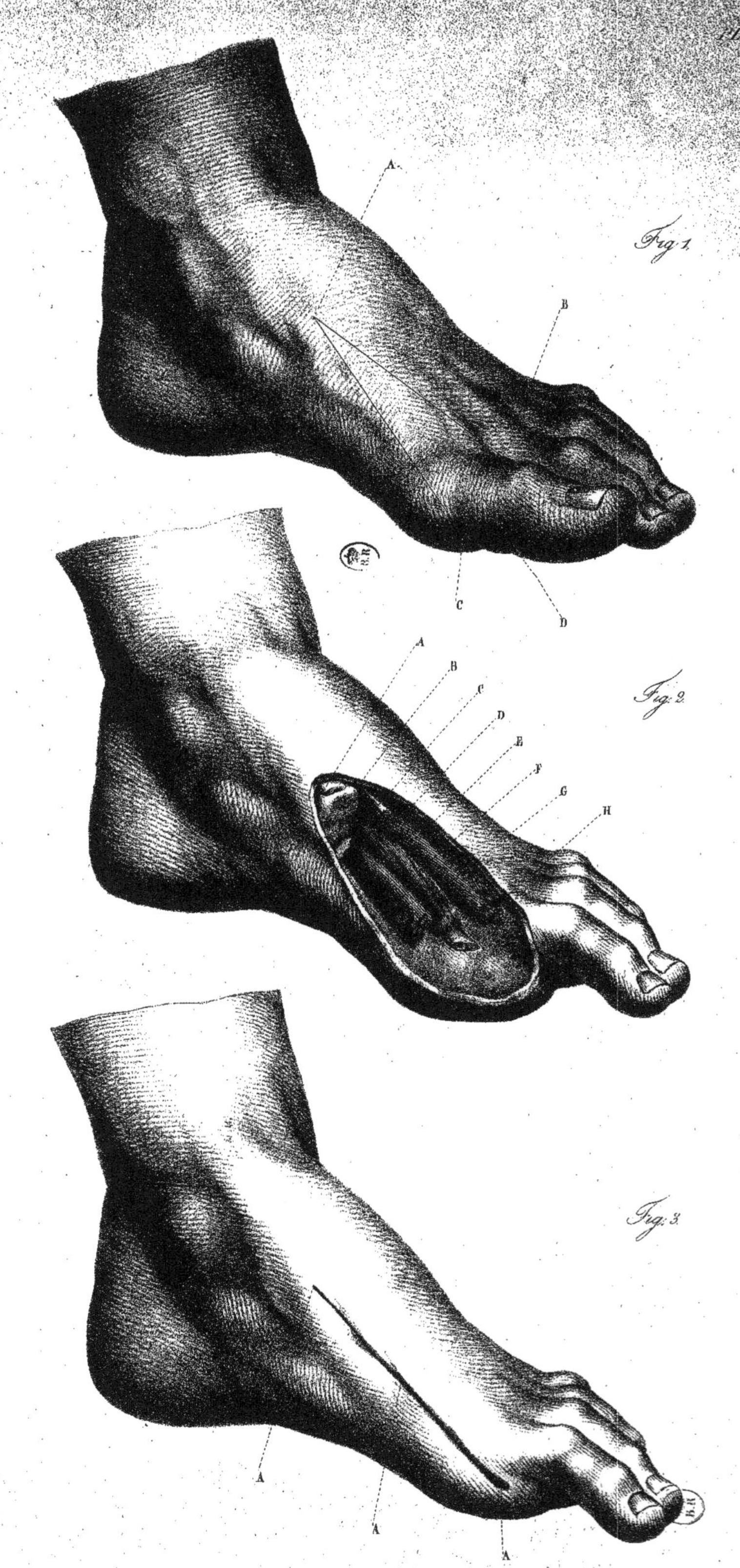

Dessiné par D et C.

Lith. de Dupuy et Tavernier à Metz.

EXPLICATION DE LA PLANCHE IX.

DÉSARTICULATION TARSO-MÉTATARSIENNE DU GROS ORTEIL.

FIGURE I.

A. Sommet du triangle; point de départ des incisions.

B. Incision interne.

C. Incision externe.

D. Incision plantaire.

FIGURE II.

A. Tendon de l'extenseur propre du gros orteil.

B. Surface articulaire du premier cunéiforme.

C. Artère pédieuse.

D. Premier muscle inter-osseux dorsal.

E. Premier muscle inter-osseux plantaire.

F. Adducteur du gros orteil.

G. Muscle court fléchisseur.

H. Tendon du long fléchisseur.

FIGURE III

AAA. Réunion linéaire des lèvres de la plaie.

DÉSARTICULATION

TARSO-MÉTATARSIENNE DU PETIT ORTEIL.

ANATOMIE CHIRURGICALE.

L'extrémité postérieure du cinquième métatarsien présente une facette articulaire oblique de dehors en dedans, et d'arrière en avant, maintenue en rapport par plusieurs ligaments avec une surface analogue du cuboïde.

La face interne de cette extrémité présente encore une autre facette qui s'articule avec le quatrième métatarsien.

Les surfaces osseuses de la première articulation sont maintenues en rapport par un ligament supérieur, un inférieur et un externe ; ce dernier, très épais et très résistant, est fortifié par l'implantation du muscle péronier antérieur.

La seconde articulation est fortifiée par un ligament supérieur à fibres transversales, et par un ligament inférieur.

L'extrémité postérieure du cinquième métatarsien présente encore une apophyse volumineuse, qui se prolonge plus ou moins loin en arrière ; M. Lisfranc l'a vue s'étendre jusqu'à l'articulation calcanéo-cuboïdienne.

Les muscles qui entourent le cinquième métatarsien sont 1° supérieurement, le tendon de l'extenseur commun ; 2° inférieurement, les muscles adducteurs, petit fléchisseur et abducteur du cinquième orteil, les tendons du long fléchisseur ; 3° à la partie interne, les fibres du quatrième inter-osseux dorsal, et du troisième inter-osseux plantaire.

Les artères situées à la face dorsale du cinquième métatarsien sont très petites, elles viennent de la pédieuse ; celles de la face plantaire sont plus volumineuses, elles sont principalement fournies par l'arcade vasculaire formée par l'artère plantaire externe ; l'une d'elles, et c'est la plus importante, se porte de derrière en devant, au-dessous du muscle

6

court fléchisseur du petit orteil, auquel elle donne des rameaux, et va gagner le côté externe de cet orteil, pour former une des artères collatérales.

La peau qui recouvre ces parties n'offre de remarquable que l'épaisseur de sa portion plantaire.

Observations. La saillie considérable formée par l'apophyse du cinquième métatarsien est un excellent indice pour s'assurer de la position de l'articulation. Comme on la sent toujours sous la peau, quel que soit le volume des parties molles, l'opérateur reconnaîtra constamment où il doit commencer les incisions.

Lorsque l'apophyse du cinquième métatarsien n'offre pas cette longueur anormale que nous avons signalée plus haut, l'articulation commence derrière elle, et l'on doit suivre, pour l'entr'ouvrir, la direction d'une ligne qui, partant de ce point, se prolongerait pour passer sur la tête du premier métatarsien.

La ligature des artères n'offre point de difficulté, il n'y aura que quelques uns des petits rameaux indiqués qui fourniront un peu de sang.

PROCÉDÉ OPÉRATOIRE.

Membre gauche. La saillie considérable formée par l'extrémité postérieure du cinquième métatarsien est facilement sentie par l'opérateur, dont la pulpe du doigt indicateur de la main droite glisse le long du bord externe de l'os; immédiatement derrière l'éminence se trouve l'articulation; le pouce de la main gauche est placé au-dessus d'elle, pendant que les autres doigts de la même main soutiennent le pied en l'embrassant par son bord interne. La main droite, armée d'un bistouri, porte la pointe de cet instrument à deux lignes derrière l'extrémité la plus reculée du métatarsien; on commence une incision, qui de l'articulation se porte au côté externe de la phalange du dernier orteil, et en contourne la base en suivant le pli plantaire; abandonnant cette première section, l'opérateur porte son instrument à la partie interne de l'orteil, reprend l'incision où il l'a laissée, remonte sur la phalange exactement au niveau de la commissure, passe sur le métatarsien, et va rejoindre l'extrémité postérieure de la première incision. Pendant ces différents temps, les doigts de la main gauche, tout en soutenant un peu le pied, servent à tendre la peau qu'on va couper.

La peau étant coupée, l'opérateur reporte son instrument dans toute l'étendue de l'incision, et divise successivement les tendons extenseurs du petit orteil, les fibres de son abducteur; il dissèque la peau de la plante du pied, coupe les fibres du muscle inter-osseux dorsal, rasant le plus près possible l'os qu'il enlève, et parvient enfin, une seconde fois, au point de départ.

Indiquant alors de nouveau, à l'aide du pouce de la main gauche, le lieu précis de l'articulation, le chirurgien l'attaque avec la pointe de son instrument, en suivant sa direction oblique d'arrière en avant et de dehors en dedans; il coupe les ligaments externes et supérieurs, fait saillir l'os, en plaçant au-dessous de lui le doigt indicateur de la main gauche et le pouce au-dessus; il divise le ligament inférieur; l'ablation est achevée.

Membre droit. Lorsqu'on opère sur le pied droit, la pulpe du doigt indicateur de la main gauche glisse sur le cinquième métatarsien pour en reconnaître l'extrémité postérieure; la première incision est interne au lieu d'être externe.

Observations. Les préceptes que nous venons de donner sont applicables à la désarticulation des métatarsiens intermédiaires: la seule modification qu'on doive apporter, est de couper deux ligaments inter-osseux au lieu d'un; mais comme ils sont peu résistants, ce n'est pas là une véritable difficulté de plus.

EXPLICATION DE LA PLANCHE X.

DÉSARTICULATION TARSO-MÉTATARSIENNE DU PETIT ORTEIL.

FIGURE I.

A. Sommet du triangle; point de départ des incisions.

B. Incision externe.

C. Incision interne.

Ligne ponctuée : incision plantaire.

FIGURE II.

A. Tendon de l'extenseur du petit doigt.

B. Tendon du long fléchisseur du petit doigt.

C. Muscle inter-osseux dorsal.

D. Muscle inter-osseux plantaire.

E. Muscle court fléchisseur du petit doigt.

F. Muscle abducteur du petit doigt.

G. Facette articulaire du quatrième métatarsien.

H. Débris des ligaments.

I. Surface articulaire du cuboïde.

FIGURE III.

A. Réunion linéaire des lèvres de la plaie.

Dessiné par V.

Lith de Dupuy et Tavernier à Metz.

DÉSARTICULATION

TARSO-MÉTATARSIENNE DU QUATRIÈME ORTEIL.

ANATOMIE CHIRURGICALE.

Les rapports de l'extrémité postérieure du quatrième métatarsien sont avec la face antérieure du cuboïde, et, latéralement, avec les deux métatarsiens voisins.

Les ligaments qui affermissent ces articulations sont supérieurs, inférieurs et internes; aucun d'eux ne présente de particularité importante.

Les muscles qui entourent le quatrième métatarsien sont, supérieurement, le tendon de l'extenseur commun, le tendon du pédieux et quelques fibres de ce même muscle; inférieurement, les muscles adducteur et petit fléchisseur du cinquième orteil, ainsi que les tendons du long et du court fléchisseur du quatrième; à la partie externe, les fibres du quatrième inter-osseux dorsal et du troisième inter-osseux plantaire; à la partie interne, le troisième inter-osseux dorsal et le deuxième inter-osseux plantaire.

Les artères situées à la face dorsale du quatrième métatarsien sont très petites, elles naissent de la pédieuse; celles de la face plantaire sont plus volumineuses, elles prennent naissance de l'arcade vasculaire formée par l'artère plantaire externe.

La peau qui recouvre ces parties ne présente rien de remarquable.

Observation. Pour découvrir l'articulation avec facilité, il faut remarquer qu'elle se trouve selon la direction d'une ligne qui, partant du tiers inférieur du premier métatarsien, viendrait tomber sur la partie postérieure de la tubérosité du cinquième os de la même classe. Mais un indice plus certain, est la position de la tubérosité elle-même; c'est à quatre lignes au-devant de son extrémité, et à dix lignes en dedans, que commence l'articulation cherchée.

PROCÉDÉ OPÉRATOIRE.

Membre gauche. Le chirurgien, placé vis-à-vis le pied sur lequel il doit opérer, le saisit avec la main gauche, pendant qu'avec la pulpe du doigt indicateur de la main droite, il cherche à découvrir la tubérosité du cinquième métatarsien. Dès qu'il y est parvenu, il porte ce même doigt indicateur à quatre lignes en avant et dix lignes en dedans; là, il fait sur les tissus, à l'aide de son ongle, une empreinte qui doit indiquer le point de départ de l'incision. Aussitôt après, l'opérateur arme sa main droite d'un bistouri, dont il porte la pointe sur le lieu même où l'empreinte vient d'être faite; il abaisse le tranchant de la lame, qu'il dirige vers la commissure du quatrième et du cinquième orteil; dès que les tissus sont coupés, le chirurgien soulève avec les doigts de la main gauche l'orteil qu'il veut enlever, pendant que le bistouri, dirigé par la main droite, contourne la base de cet orteil en coupant les parties molles aussi profondément que possible. Cette seconde incision terminée, le bistouri est porté sur la face dorsale du pied pour faire la troisième, qui, de l'angle interne de la seconde, doit se réunir au sommet de la première. Comme toutes les parties molles ne sont pas suffisamment divisées, on doit revenir dans chacune des trois incisions pour couper les fibres musculeuses qui adhèrent au métatarsien, et isoler cet os autant que possible. Arrivé à ce temps de l'opération, il faut chercher l'articulation tarso-métatarsienne et couper les ligaments qui, seuls, s'opposent encore à l'extraction complète de l'os.

Membre droit. On se sert du doigt indicateur de la main gauche pour chercher l'articulation, et au lieu de faire une dépression avec l'ongle, on le laisse en place jusqu'à ce que le bistouri commence la première incision, qui est interne.

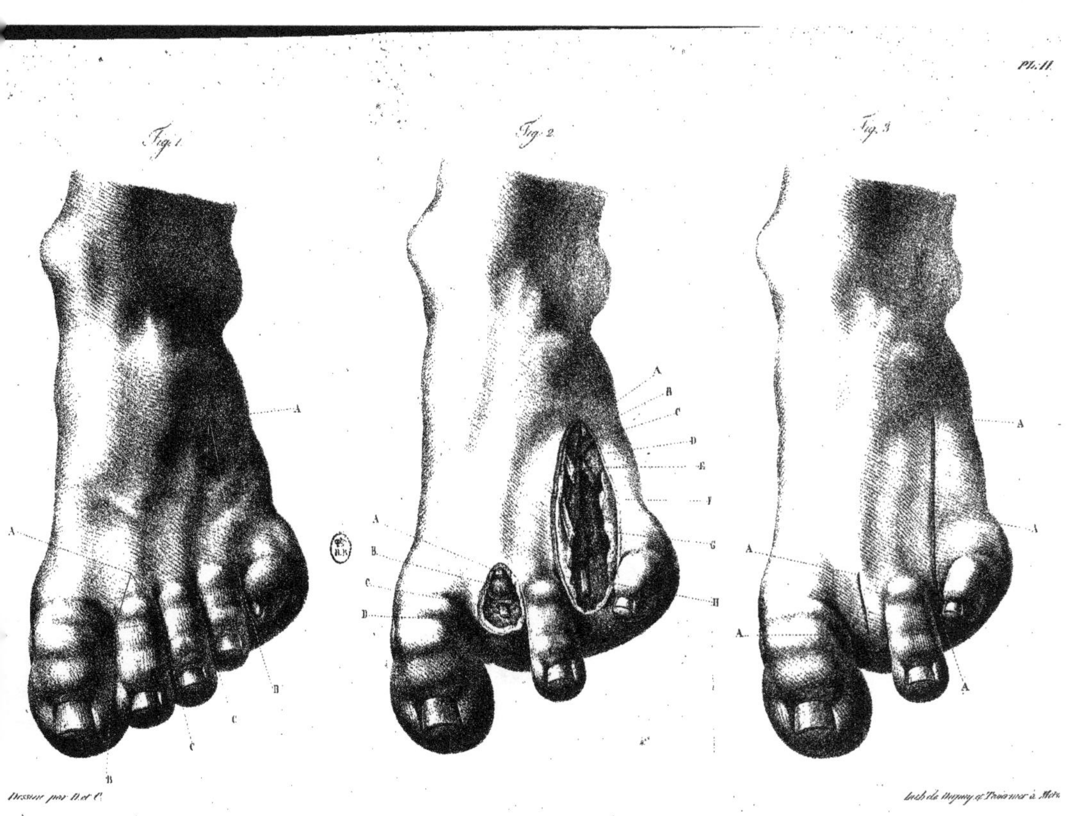
Pl. II
Fig. 1
A
A
B
C
C
D
B
Fig. 2
A
B
C
D
E
F
G
H
A
B
C
D
Fig. 3
A
A
A
A
A

EXPLICATION DE LA PLANCHE XI.

DÉSARTICULATION TARSO-MÉTATARSIENNE DU QUATRIÈME ORTEIL.

FIGURE I.

A. Sommet du triangle; point de départ des incisions.

B. Incision externe.

C. Incision interne.

Ligne ponctuée: incision plantaire.

FIGURE II.

A. Tendon du muscle pédieux.

B. Fibres du muscle pédieux.

C. Surface articulaire du cuboïde.

D. Fibres du muscle troisième inter-osseux dorsal.

E. Tendon de l'extenseur commun se rendant au petit orteil.

F. Fibres du muscle adducteur du petit orteil.

G. Tendon de l'extenseur commun se rendant au quatrième orteil.

H. Tendon du long fléchisseur se rendant au quatrième orteil.

FIGURE III.

A A A. Réunion linéaire des lèvres de la plaie.

DÉSARTICULATION MÉTATARSO-PHALANGIENNE.

FIGURE I.

A. Sommet du triangle; point de départ des incisions.

B. Incision interne.

C. Incision externe.

Ligne ponctuée : incision plantaire.

FIGURE II.

A. Tendon de l'extenseur.

B. Tête du métatarsien.

C. Tendon du long fléchisseur.

D. Tissu cellulaire.

FIGURE III.

A A. Réunion linéaire des lèvres de la plaie.

DÉSARTICULATION

MÉTATARSO-PHALANGIENNE.

ANATOMIE CHIRURGICALE.

Deux ligaments latéraux et une capsule maintiennent en contact l'extrémité postérieure de la phalange avec la tête du métatarsien. Ces moyens d'union sont fortifiés, supérieurement, par l'épanouissement des fibres tendineuses du muscle pédieux; inférieurement, par la gaîne fibreuse des tendons des fléchisseurs.

Deux artères collatérales fournies par l'arcade plantaire rampent sous les parties latérale et inférieure de l'articulation; ce sont les seuls rameaux vasculaires importants.

Un coussinet graisseux, très épais, existe au-dessous de chacune des têtes des métatarsiens; la peau qui leur adhère est, en général, dure et calleuse; celle de la partie supérieure n'offre rien de particulier.

Observations. Les os du métatarse, ainsi que ceux du métacarpe, conservent jusqu'à l'âge de puberté, ou environ, leurs deux extrémités épiphysées; il résulte de cette disposition, qu'on peut ici, comme à la main, enlever la tête du métatarsien malade, sans avoir besoin de recourir à la scie.

Si l'on examine la forme de la tête des métatarsiens, celui du gros orteil excepté, on trouve qu'elle est aplatie latéralement, et que son épaisseur transversale diffère peu de celle du corps de l'os; il résulte de cette disposition qu'il n'est nullement avantageux, comme à la main, de détacher la tête de l'os.

La commissure des orteils étant plus haute que celle des doigts de la main, c'est-à-dire la portion de peau qui existe depuis l'articulation métatarso-phalangienne jusqu'à la commissure proprement dite ayant plus d'étendue qu'un membre supérieur, il résulte de cette disposition, que la tête du métatarsien est facilement recouverte par la peau, et qu'il est inutile, lorsqu'on fait l'incision de cette membrane, de dépasser la commissure en montant sur la phalange, ainsi qu'on doit le faire pour le doigt.

Les artères collatérales, en général fort peu importantes, placées dans le fond de la plaie, pourront être saisies avec facilité.

PROCÉDÉ OPÉRATOIRE.

Le procédé ovalaire offre des avantages incontestables sur les autres : il est le seul qui évite l'inconvénient d'une cicatrice à la face plantaire; cicatrice qui, par sa position, est exposée à de nombreux frottements, et même à la déchirure.

Membre gauche. L'opérateur, placé vis-à-vis le malade, saisit avec le pouce et le doigt indicateur de la main droite, l'orteil qu'il veut enlever; il lui imprime, si c'est possible, un ou deux mouvements de flexion et d'élévation, dans le but de reconnaître exactement le lieu de l'articulation : dès qu'il en est assuré, il y place le pouce de la main gauche, arme sa main droite d'un bistouri, dont il porte la pointe à une ligne derrière l'articulation, et fait une incision oblique en dehors pour venir à la base de l'orteil, qu'il contourne en suivant le pli de la face plantaire. Le chirurgien, abandonnant cette première incision, porte son bistouri à la partie interne de la phalange, relève l'orteil avec le doigt de la main gauche, et continue la première section, en remontant au niveau de la seconde commissure; il termine en rejoignant l'extrémité postérieure de la première incision.

Reportant de nouveau le bistouri dans tout le trajet parcouru, l'opérateur divise les tissus restés intacts; il coupe le tendon de l'extenseur, fait relever par un aide la phalange qu'il enlève, isole l'articulation du tissu cellulaire qui l'environne, coupe avec facilité la gaîne et les tendons des muscles fléchisseurs, reprend la phalange avec les doigts de la main gauche, et termine l'opération en coupant les ligaments latéraux.

Membre droit. La seule modification est de commencer la première incision par le côté interne de la phalange.

FIN.

www.ingramcontent.com/pod-product-compliance
Ingram Content Group UK Ltd.
Pitfield, Milton Keynes, MK11 3LW, UK
UKHW021554260726
13993UKWH00002B/829

9 782329 151922